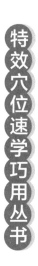

特效穴位速学巧用丛书

150个
特效穴位
巧用图册

刘乃刚　李亚旗　编著

中国健康传媒集团

中国医药科技出版社

内 容 提 要

本书图文并茂，采用彩色印制，书中特效穴位均配有穴位图，作者所介绍的方法简单易行且行之有效，容易掌握，方便读者学习及按图操作。书稿内容丰富，涉及五脏保养、四季养生保健、气血阴阳调整、女性美容美颜、儿童保健以及常见病治疗的相关特效穴，适合于广大中医爱好者及疾病患者使用，是一本介绍和普及特效穴位实际应用的中医学知识读本。

图书在版编目（CIP）数据

150个特效穴位巧用图册 / 刘乃刚，李亚旗编著 . — 北京：中国医药科技出版社，2021.5

（特效穴位速学巧用丛书）

ISBN 978–7–5214–2351–8

Ⅰ . ① 1… Ⅱ . ① 刘 … ② 李 … Ⅲ . ① 穴位按压疗法 – 图解 Ⅳ . ① R245.9–64

中国版本图书馆 CIP 数据核字（2021）第 031588 号

美术编辑　陈君杞
版式设计　锋尚设计

出版　**中国健康传媒集团** │ 中国医药科技出版社
地址　北京市海淀区文慧园北路甲 22 号
邮编　100082
电话　发行：010–62227427　邮购：010–62236938
网址　www.cmstp.com
规格　710 × 1000mm　¹/₁₆
印张　14¹/₂
字数　233 千字
版次　2021 年 5 月第 1 版
印次　2021 年 5 月第 1 次印刷
印刷　三河市万龙印装有限公司
经销　全国各地新华书店
书号　ISBN 978–7–5214–2351–8
定价　49.00 元

获取新书信息、投稿、为图书纠错，请扫码联系我们。

在日常生活中，常会遇到这样的情形：当一个人突然昏厥，在慌乱中，有人大喊："快按人中！"果然，经过点按人中和其他处理，患者很快苏醒了。是偶然的巧合，还是有什么高明法术吗？其实，这便是点穴，一种中医常用的治疗方法。

穴位治病在我国具有悠久的历史，我国的先民们在与疾病斗争的过程中，不断地总结经验，并将其升华为系统的穴位治疗理论，用于指导穴位临床治疗，取得了良好的穴位治疗效果。相传，远在新石器时代，就已经有人使用砭石来砥刺放血，割刺脓疡；或用热熨、按摩、叩击体表，或在体表某一部位用火烤、烧的方法来减轻和消除伤痛。这样，时间一久，人们便逐渐意识到体表的某些部位具有治疗疾病的作用。后来有人便命名了这些具有医疗作用的特殊部位，这就是我们现在所称的"穴位"。穴位又叫"腧穴""穴道""穴眼"等。穴位的发现，丰富了人类的医疗手段，解除了人们的痛苦。在几千年的穴位应用实践中，我们的医学先驱们发现并不断总结了众多行之有效或立竿见影的特效穴位，总结和普及这些对某些疾病有良好治疗效果的特效穴位，对穴位科学的普遍推广有重要的现实意义。

　　本书是一本关于特效穴位的巧用图册。全书分为七章，第一章为穴位基本理论，第二章至第七章为特效穴位的临床应用，分别介绍了五脏保养、四季养生保健、气血阴阳调整、女性美容养颜、儿童保健以及常见病治疗的相关特效穴。针对特效穴位治疗，具体介绍了保健方法和日常调理方法。保健方法主要包括艾灸、穴位按摩、穴位贴敷等其他简单易行且行之有效的方法。日常调理方法从不同的方面帮助读者养成良好的生活方式，轻松解决日常烦恼。此外，文末附有书中所出现特效穴位的索引，以方便读者学习和查阅。同时，书中配有高清彩色人体穴位图，使读者一看就会，一学就懂。

　　本书适合于广大中医爱好者以及疾病患者使用，是一本介绍和普及特效穴位实际应用的中医学知识读本。

编者

2021年3月

目录
Contents

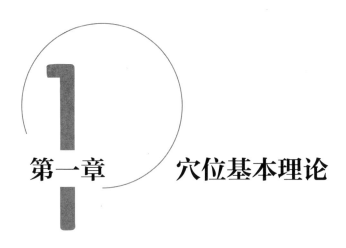

第一章 穴位基本理论

第一章 穴位基本理论

第一节 穴位的形成和发展应用简史

腧穴是人们在长期的医疗实践中发现的治病部位。是人体脏腑、经络之气输注于体表的特殊部位，又称为穴位。腧穴的形成和发展共分为3个阶段。

第一阶段	第二阶段	第三阶段
远古时代，当人体某一部位或脏器发生疾病时，在病痛局部砭刺、叩击、按摩、针刺、火灸，发现可减轻或消除病痛。这就是中医理论说的"以痛为输"。这种"以痛为输"所认识的腧穴，是认识腧穴的第一阶段，即无定位、无定名阶段。	其后当人们对体表施术部位及其治疗作用的了解逐步深入，积累了较多的经验时，发现有些腧穴有确定的位置和主治的病证，并给予位置的描述和命名，这是腧穴发展的第二阶段，即定位、定名阶段。	随着对经络以及腧穴主治作用认识的不断深化，古代医家对腧穴的主治作用进行了归类，并与经络相联系，说明腧穴不是体表孤立的点，而是与经络脏腑相通的。通过不断总结、分析归纳，逐步将腧穴分别归属各经。这是腧穴发展的第三阶段，即定位、定名、归经阶段。

1

《内经》论及穴名约160个，并有腧穴归经的记载。晋代皇甫谧所著《针灸甲乙经》记载同身经穴名349个，除论述了腧穴的定位、主治、配伍、操作要领外，并对腧穴的排列顺序进行了整理，为腧穴学理论发展和临床应用作出了重要贡献。北宋王惟一对腧穴重新进行了考证，撰写了《铜人腧穴针灸图经》，详载了354个腧穴，并铸造铜人两具，铜人外刻经络腧穴，内置脏腑。元代滑伯仁所著《十四经发挥》记载经穴亦为354个，并将全身经穴按循行顺序排列，称"十四经穴"。明代杨继洲的《针灸大成》记载经穴359个，并列举了辨证选穴的范例，充实了针灸辨证施治的内容。清代李学川的《针灸逢源》定经穴361个，并沿用至今。2006年12月1日实施的中华人民共和国国家标准《腧穴名称与定位》又将印堂穴（GV 29）归入督脉，使经穴数目增加到362个。

第二节　穴位的分类

人体的腧穴很多，腧穴之间有联系，不是彼此孤立的，其作用是多方面的，不是单一的。将具有共性的腧穴加以系统分类，大体上可分为十四经穴、奇穴、阿是穴三类。

十四经穴	常叫作"经穴"，指分布在十二经脉和任、督二脉上的腧穴。它们具有主治本经病证的共同作用，是腧穴中最主要的部分。
奇穴	指既有一定的穴名，又有明确的位置，但尚未列入十四经系统的腧穴。因此也叫作"经外奇穴"。奇穴的分布比较分散，对某些病症有一定的特异性治疗作用，如太阳穴治头痛、阑尾穴治阑尾炎等。
阿是穴	俗称"压痛点"，古代叫作"以痛为输"。它既无具体名称，也没有固定位置，而是以压痛点或阳性反应点作为腧穴的，阿是穴实际上是尚未命名的腧穴，是经穴产生的基础。

第三节　穴位定位方法

腧穴的定位方法，可分为以下几种：

① 骨度分寸法

骨度分寸法是将人体的各个部位分别规定其折算长度，作为量取腧穴的标准。如前后发际间为12寸；两乳间为8寸；胸骨体下缘至脐中为8寸；脐孔至耻骨联合上缘为5寸；肩胛骨内缘至背正中线为3寸；腋前（后）横纹至肘横纹为9寸；肘横纹至腕横纹为12寸；股骨大粗隆（大转子）至膝中为19寸；膝中至外踝尖为16寸；胫骨内侧髁下缘至内踝尖为13寸；外踝尖至足底为3寸。（见图1-1、图1-2）

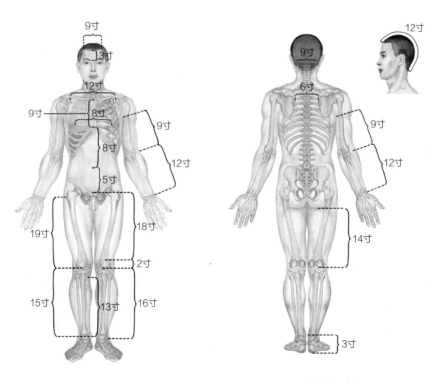

图1-1　骨度分寸-正面　　　　　图1-2　骨度分寸-背面

3

② 体表标志法

体表标志法是以人体体表的各种解剖标志作为依据而取穴的方法。

（1）头部以五官、眉毛和发际为标志。如两眉之间取印堂。

（2）背部以脊椎棘突和肋骨等为标志。如肋弓下缘水平相当于第2腰椎；第7颈椎和第1胸椎之间取大椎。

（3）胸腹部以乳头、胸骨剑突和脐孔等为标志。如剑突与脐连线中点取中脘；两乳头之间是膻中。

（4）四肢以关节、骨髁（踝）为标志。如阳陵泉在腓骨小头前下方等。

③ 手指比量法（手指同身寸取穴法）

手指比量法是以患者自己手指的宽度作为标准来对自己测量并取穴的方法。因为人的手指与身体其他部分有一定的比例，故临床上用患者的手指比量取穴。一般规定食、中、无名和小指伸直并拢时，以中指中节横纹为标准，其四指的宽度为3寸；食指、中指、无名指并拢，其横宽面约为2寸；食、中两指第二指节的总宽度为1.5寸；大拇指的宽度为1寸；以患者中指中节桡侧两纹头（拇、中指屈曲成环形）之间的距离作为1寸。（见图1-3、图1-4、图1-5）

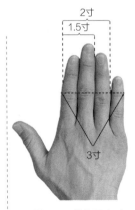

图1-3　横指同身寸

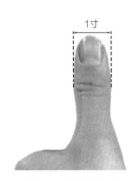

图1-4　拇指同身寸

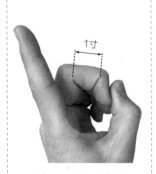

图1-5　中指同身寸

④ 简便取穴法

临床上常用一种简便易行的取穴方法，如两耳尖直上取"百会"，两手虎口交叉取"列缺"，垂手中指端取"风市"等。

⑤ 利用特殊姿势定位法

有时需患者处于某种特殊姿势时所出现的标志作为取穴的依据。如曲池在屈肘时的肘横纹外侧端，手肘关节弯曲凹陷处；解溪在足背屈时足背与小腿交界处的两筋之间；曲泉在屈膝时膝内侧的横纹端。

⑥ 利用按压感觉取穴法

如果按压在正确的穴位上，局部往往产生能忍受的疼痛，按压之后有舒服的感觉。如果位置不对，按压的疼痛难以忍受。

第四节　特定穴

特定穴是十四经穴中具有特殊治疗作用，并以特定称号归类的腧穴。这些腧穴根据其不同的分布特点、含义和治疗作用，分为在四肢肘、膝以下的五输穴、原穴、络穴、郄穴、八脉交会穴、下合穴；在胸腹、背腰部的背俞穴、募穴；在四肢躯干的八会穴以及全身经脉的交会穴，一共十大类。特定穴在十四经穴中不仅在数量上占有相当比例，而且在针灸学的基本理论和临床应用方面也有着极其重要的意义。

① 五输穴

五输穴是十二经脉分布于四肢肘、膝关节以下的五个腧穴，每条经各有5个穴位属于五输穴，故人体共有60个五输穴。按井、荥、输、经、合的顺序，从四肢的末端向肘、膝方向依次排列。"井"穴多位于手足之端；"荥"穴多位于掌指或跖趾关节之前；"输"穴多位于掌指、跖趾关节之后；"经"穴多位于腕踝关节附近；"合"穴多位于肘膝关节附近。五输穴在临床上的应用非常广泛，是远部选穴的主要穴位。①五输穴不仅有经脉归属，而且具有自身的五行属性，按照"阴井木""阳井金"的规律进行配属。②按五输穴主病特点选用。《灵枢·顺气一日分为四时》云："病在脏者，取之井；病变于色者，取之荥；病时间时甚者，取之输；病变于音者，取之经；经满而血者，病在胃及以饮食不节得病者，取之合。"其后《难经·六十八难》补充："井主心下满，荥主身热，输主体重节痛，经主喘咳寒热，合主逆气而泄。"近代临床的应用情况，井穴多用于急救，如点刺十二井穴可抢救昏迷；荥穴主要用于治疗热证，如胃火牙痛选胃经的荥穴内庭可清泻胃火。③按五行生克关系选用。《难经·六十九难》提出"虚者补其母，实者泻其子"的观点，将五输穴配属五行，然后按"生我者为母，我生者为子"的原则，虚证用母穴，实证用子穴。这一取穴法亦称为子母补泻取穴法。在具体运用时，分本经子母补泻和他经子母补泻两种方法。例如，肺经的实证应"泻其子"，肺在五行中属"金"，因"金生水"，"水"为"金"之子，故可选本经五输穴中属"水"的五输穴，即合穴尺泽；肺经的虚证应"补其母"，肺属"金"，"土生金"，"土"为"金"之母，因此，应选本经属"土"的五输穴，即输穴太渊。这都属于本经子母补泻法。同样用肺经实证来举例，在五行配属中肺属"金"，肾属"水"，肾经为肺经的"子经"，根据"实则泻其子"的原则，应在其子经（肾经）上选取"金"之"子"，即属"水"的五输穴，为肾经合穴阴谷。④按时选用。天人相应是中医整体观念的重要内容，经脉的气血运行和流注也与季节和每日时辰的不同有密切的关系。《难经·七十四难》云："春刺井，夏刺荥，季夏刺输，秋刺经，冬刺合。"这实质上是根据手足三阴经的五输穴均以井木为始，与一年的季节顺序相应而提出的季节选穴法。另外，子午流注针法则是根据一日之中十二经脉气血盛衰开合的时间，而选用不同的五输穴。

② 原穴

原穴是脏腑原气输注经过和留止于十二经脉四肢部的12个腧穴。原穴与脏腑之原气有着密切的联系，《难经·六十六难》说："三焦者，原气之别使也，主通行原气，经历于五脏六腑。"三焦为原气之别使，三焦之气源于肾间动气，输布全身，调和内外，宣导上下，关系着脏腑气化功能，而原穴正是其所流注的部位。《灵枢·九针十二原》指出："凡此十二原者，主治五脏六腑之有疾者也。"因此，原穴主要用于治疗相关脏腑的疾病，也可协助诊断。

③ 络穴

络穴是十五络脉从经脉分出之处的15个腧穴。十二经的络穴皆位于肘膝关节以下，加上任脉络穴鸠尾位于腹部，督脉络穴长强位于尾骶部，脾之大络大包位于胸胁部。络穴是络脉从本经别出的部位，除可治疗其络脉的病证外，由于十二络脉具有加强表里两经联系的作用，故又可治疗表里两经的病证，如肝经络穴蠡沟，既可治疗肝经病证，又可治疗胆经病证；同样胆经络穴光明，既可治疗胆经病证，又可治疗肝经病证。因此，络穴的作用主要是扩大了经脉的主治范围。

④ 背俞穴

背俞穴是脏腑之气输注于背腰部的12个腧穴，位于背腰部足太阳膀胱经的第1侧线上，大体依脏腑位置的高低而上下排列。募穴是脏腑之气结聚于胸腹部的腧穴，均位于胸腹部有关经脉上，其位置与其相关脏腑所处部位相近。由于背俞穴和募穴都是脏腑之气输注和汇聚的部位，在分布上大体与对应的脏腑所在部位的上下排列相接近，因此，主要用于治疗相关脏腑的病变。如肺热咳嗽，可泻肺之背俞穴肺俞；寒邪犯胃出现的胃痛，可灸胃之募穴中脘。另外，背俞穴和募穴还可用于治疗与对应脏腑经络相联属的组织器官疾患，如肝开窍于目，主筋，目疾、筋病可选肝俞；肾开窍于耳，耳疾可选肾俞。

⑤ 八会穴

八会穴是脏、腑、气、血、筋、脉、骨、髓的精气所聚会的8个腧穴。分散在躯干部和四肢部，其中脏、腑、气、血、骨之会穴位于躯干部；筋、脉、髓之会穴位于四肢部。八会穴即脏会章门，腑会中脘，气会膻中，血会膈俞，筋会阳陵泉，脉会太渊，骨会大杼，髓会绝骨。这八个穴位虽属于不同经脉，但对于各自所会的脏、腑、气、血、筋、脉、骨、髓相关的病证有特殊的治疗作用，临床上常把其作为治疗这些病证的主要穴位。如六腑之病，可选腑会中脘，血证可选血会膈俞等。《难经·四十五难》说："热病在内者，取其会之气穴也。"提示八会穴还可治疗相关的热病。

❻ 郄穴

郄穴是各经经气深聚的部位，共16个腧穴。多分部在四肢肘膝关节以下。郄穴是治疗本经和相应脏腑病证的重要穴位，尤其在治疗急症方面有独特的疗效。如急性胃脘痛，取胃经郄穴梁丘；肺病咯血，取肺经郄穴孔最等。脏腑疾患也可在相应的郄穴上出现疼痛或压痛，有助于诊断。

❼ 下合穴

下合穴是六腑之气下合于足三阳经的6个腧穴，其中胃、胆、膀胱的下合穴，即本经五输穴中的合穴，而大肠、小肠的下合穴位于胃经，三焦的下合穴位于膀胱经。六腑中胃、大肠、小肠、胆、膀胱、三焦的下合穴依次分别为足三里、上巨虚、下巨虚、阳陵泉、委中、委阳。临床上六腑相关的疾病常选其相应的下合穴治疗，如肠痈取上巨虚，泻痢选下巨虚。另外，下合穴也可协助诊断。

❽ 八脉交会穴

八脉交会穴是十二经脉与奇经八脉相通的8个腧穴，均分布于腕踝关节上下。八脉交会穴是古人在临床实践中总结出的可治疗奇经八脉病证的8个腧穴，认为这8个腧穴分别与相应的奇经八脉经气相通。《医学入门》说："周身三百六十穴，统于手足六十六穴，六十六穴又统于八穴。"这里的"八穴"就是指八脉交会穴，足见古人对其的重视。在临床上，当奇经八脉出现相关的疾病时，可用对应的八脉交会穴来治疗。如督脉病变出现的腰脊强痛，可选后溪；冲脉病变出现的胸腹气逆，可选公孙。另外，临床上也可把公孙和内关、后溪和申脉、足临泣和外关、列缺和照海相配，治疗有关部位的疾病。

9 交会穴

交会穴是两经或数经相交会合的腧穴，多分部于头面、躯干部。交会穴具有治疗交会经脉疾病的特点。如三阴交本属足太阴脾经腧穴，它又是足三阴经的交会穴，因此，它不仅治疗脾经病证，也可治疗足少阴肾经和足厥阴肝经的病证。

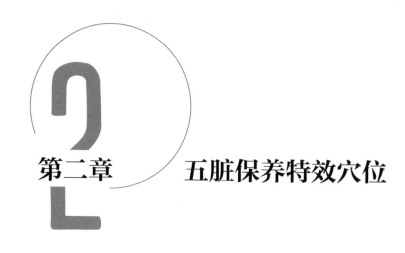

第二章　五脏保养特效穴位

第一节　中医五脏养生理论

《内经》曰："上工不治已病而治未病，不治已乱治未乱。"就是说预防为主，在身体健康的时候注重身体的保健，或者在疾病处于萌芽阶段的时候把它扼杀。

现代的中医养生不是简简单单的预防疾病，还包括了延缓衰老、增强智力、调节心理、提高生活质量、促进人与自然以及社会的协调能力等方面的内容。

心脏蕴藏了人体的神，肺脏蕴藏了人体的气，肝脏蕴藏了人体的血，脾脏蕴藏了人体的肉，肾脏蕴藏了人体的志。五脏各有不同的分工，而形成了有机的人体。但人体只有精神畅快，气血才能流通正常，并与内部的骨髓相联系，使五脏和全身的功能正常协调，形成一个身心平衡的健康人体。五脏是人体的中心，五脏与身体各部分以及五脏之间的联系，都是通过经络这个通道来完成的，经络中运行气血，使身体各部分之间发生联系，从而协调全身的功能，如果气血的运行发生障碍，各种各样的疾病就会随之发生，所以必须保持经络的畅通无阻。另外诊察疾病也可以通过经络的生理、病理变化来作为一定的依据。

一、天人相应的生命观

中医学认为，人生于天地之间，一切生命活动必然受到自然界物质运动规律的影响，因此，人体的所有活动必然与自然息息相关。人体的生命活动与自然、社会的关系必须是随时随地保持和谐一致，在养生中，只有遵循这一基本法则，才会取得良好的养生效果；反之，就会对健康不利，这就是中医理论中"天人相应"的思想。

按照中医的理论，五脏和四时是相对应的，季节对五脏六腑、经络腧穴有直接的影响，不同的脏腑经络在不同的季节会出现气血偏旺的情况，如肝旺于春，心旺于夏，脾旺于长夏，肺旺于秋，肾旺于冬。从养生的角度来说，五脏顺应四时为养生之道，将这个规律合理的运用在养生和疾病的治疗过程中，可收到事半功倍的效果。

五脏因为它各自的特性不同而对应于五行：

> 肝对应于木　　心对应于火　　脾对应于土　　肺对应于金　　肾对应于水

肝脏与东方相应，也与春季相应

东方阳气开始上升，也是风气发生的地方，风能使草木欣欣向荣。木气能产生酸味，酸味能滋养肝脏，肝脏的气血能营养筋。在五行关系中，木能生火，而心属火，所以说肝木可以生心火。风木之气的性质温暖，它的功能特点是动摇，对应的颜色是青色，变化结果是使万物欣欣向荣。它对应的时令气候特点是宣散温和，在滋味上对应于酸味，在情志上对应于怒。风气太过会伤害肝脏，酸味太过也会伤害筋，但燥气能够克制风气。

心脏与南方相应，也与夏季相应

南方的阳气旺盛而产生热气，热能产生火，火能产生苦味，苦味能滋养心脏，心脏能生血液。在五行关系中，火能生土，而脾属土，所以说心火可以生脾土，火热之气可使万物生长茂盛，它的功能特点是躁动，对应的颜色是红色，变化结果是使万物繁茂昌盛。它对应的时令气候特点是盛热蒸腾，在滋味上对应于苦味，在情志上对应于喜乐。火热之气的异常变化，是炎热而消灼津液而损伤心气，苦味太过会损伤心气，但寒气能够克制火热之气。

脾脏与中央相应，也与长夏相应

气候多雨而生湿气，湿润能助长滋养万物的土气。土气能产生甘味，甘味能滋养脾脏，脾脏能使肌肉生长旺盛。在五行关系中，土能生金，而肺属金，所以说脾土可以生肺金。湿土之气的性质是沉静、濡润、兼容，它的功能特点

11

是生化不息，对应的颜色是黄色，变化的结果是使万物充盈丰满，它对应的时令气候特点是云雨不断，在滋味上对应于甘味，在情志上对应于思虑，思虑太过会伤害脾脏，甘味太过也会伤害脾脏，但风气可以克制湿气。

肺脏与西方相应，也与秋季相应

秋天雨水减少而干燥，燥能助长性质收敛的金气，金气能产生辛味，辛味能滋养肺脏，肺脏能够使皮毛健康。在五行关系中，金能生水，而肾属水，所以说肺金可以生肾水。燥气的性质清凉收敛，它的功能特点是消杀，它对应的颜色是白色，变化结果是使万物收敛。它对应的时令气候特点是霜雾不断，在滋味上对应于辛味，在情志上对应于忧愁，忧愁太过会伤害肺脏，辛味太过也会损伤肺脏，但火热之气可以克制燥气。

肾脏与北方相应，也与冬季相应

冬季阴气盛而产生寒，咸味能滋养肾脏，肾脏能使骨髓充满。在五行关系中，水能生木，而肝属木，所以说肾水生肝木。寒气的性质清冷寒冽，它的功能特点是闭藏，它对应的颜色是黑色，变化结果是使万物肃静。它对应的时令特点是寒冷，在滋味上对应于咸味，在情志上对应于恐惧，恐惧太过会伤害肾脏，咸味太过也会伤害肾脏，但燥热之气能够克制寒气。

二、强调正气为本

现代的养生观念，不是一味地补充人体的营养物质，而真正的健康状态是人体各脏腑功能正常。《内经》云："正气存内，邪不可干。"又因为"先天之本在肾，后天之本在脾"，脾肾两脏所产生的正气，是全身脏腑功能正常运转的坚强后盾，因此，正气为本的理念，在五脏养生理论中尤其注重脾、肾二脏。培补肾的精气，增强脾的运化功能才是五脏养生的关键。

三、优势充分利用

因为各脏腑的功能特点不同，要想达到良好的养生效果，就要充分发挥其功能特点，必须顺应各脏腑的特性。

1	保证肝的疏泄功能的正常	肝的主要生理功能就是疏泄畅达全身的气机，"气为血之帅"，气机的畅达可以促进全身精血津液的输布和情志的畅快，从而使全身脏腑、经络、形体、官窍的各项功能正常。
2	保证心阳气的温通功能的正常	心脏又称"火脏"，《内经》有言"五脏六腑心为大主"及"心主血脉"，心阳温通功能的正常，可以推动并滋养全身的血液，振奋人体的精神，从而使机体各脏腑的功能正常，使生命持续地运转下去，达到健康长寿的目的。
3	保证肺气的宣发肃降功能的正常	肺的主气、主行水的功能都是通过肺气的宣发肃降来实现的，只有肺气的宣发肃降功能协调有序，才能使呼吸均匀通畅，全身水液的输布和排泄正常。
4	保证脾的运化功能的正常	脾主运化就是把饮食水谷转化为水谷精微和精液，并把水谷精微和精液吸收并输送到全身脏腑，为其充分发挥正常的生理功能奠定物质基础。
5	保证肾的封藏功能的正常	《内经》云："肾者，主蛰，封藏之本，精之处也。"这句话是说肾是贮存和封藏先后天精气的地方，在中医理论中，精气是生命之源，是构成和维持人体生命活动最基本的物质，只有肾的封藏功能正常，肾的精气才会源源不断地为全身的各项生命活动提供所需要的精气，从而使其正常的运行。

四、平衡协调的世界观

按照中医的藏象理论，人体是一个以五脏为核心的整体，五脏是肝、心、

13

脾、肺、肾的合称。但在经络学说中，心包络也属于脏，所以也称六脏。五脏又分阴阳。不同的脏腑具有不同的生理特性，只有宏观地结合季节、年龄、性别、地域等多种因素，全面协调，多方考虑，才能真正达到养生的效果。

第二节　肝脏保养特效穴位

肝位于腹腔，横膈之下，右胁之内，为将军之官。它的主要生理功能是疏泄调畅全身的气机和藏血，在五行属木，和自然界的春气相通。其经脉和胆相互络属，互为表里。

肝脏的保养常用以下几个穴位：

大敦 ▶ 【定　　位】足大趾外侧距趾甲角旁约0.1寸处。

【功效主治】本穴是肝经的井木穴，疏肝平肝的作用最强，可以用于一切由气机不畅引起的疾病，如由气机不畅引起的情志抑郁、喜欢长叹气、颈部瘿瘤、胁下肿块或走窜痛，女子的乳房胀痛、月经不调、痛经等。此穴还是治疗疝气的要穴。

【保健方法】本穴可以用指压的方法进行自我按摩，或者用艾条灸的方法，指压要产生酸胀感，艾条灸要以耐受为度，灸到皮肤潮红，每天指压或者艾灸10~15分钟。

大敦

行间 ▶ 【定　　位】在足背，第1、2趾间趾蹼缘的尽头。

【功效主治】本穴具有清泄肝火的作用，又因为它在五行属火，肝经在五行属木，木生火，所以行间是肝经的子穴，《内经》提出"实则泻其子"，所以行间可以用于治疗肝证的一切实证。比如头晕胀痛、面红目赤、口苦咽干、急躁易怒、胸胁灼痛、

行间

吐血、耳鸣、失眠、便秘、小便短黄等。

【保健方法】本穴可以采用指压的方法进行自我按摩。指压要产生酸胀感，每次操作10～15分钟。

太冲 ▶ 【定　　位】在足背，第1、2跖骨结合部之前的凹陷中。

【功效主治】本穴是肝经的原穴（输穴）。具有平肝息风、清利头目的作用，最善于调节肝经的气血，是治疗头痛、眩晕、目赤肿痛的首选穴，可用于由肝风内动引起的疾患，如由肝阳上亢引起的高血压，肢麻震颤甚至突然昏倒、口眼歪斜、半身不遂、口舌不利、发音不清等。治疗高血压可配合太溪、足三里和风池。

【保健方法】本穴可以采用指压的方法进行自我按摩，每天指压10～15分钟，局部要产生酸胀感。

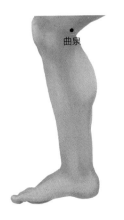
太冲

曲泉 ▶ 【定　　位】屈膝，位于膝关节内侧横纹头上方凹陷中。

【功效主治】本穴为足厥阴肝经的合穴，因为它在五行属水，肝经在五行属木，水可以生木，又因为《内经》有言"虚则补其母"，所以曲泉可以用于治疗肝的虚证，比如头晕、眼睛干涩、视力减退、胸胁隐隐疼痛、手足颤动、蠕动、面白无华、妇女月经量少、色淡等。本穴配合血海、蠡沟、少府可治疗阴痒。

【保健方法】本穴用艾灸的方法较好，每天灸10～15分钟，灸至局部皮肤潮红为止。

曲泉

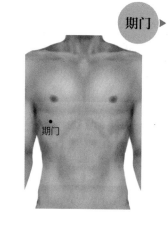

期门

【定　　位】在胸部，乳头直下，第6肋间隙，前正中线旁开4寸。

【功效主治】本穴是肝的募穴，也是足厥阴肝经与足太阴脾经、阴维脉的交会穴，具有疏肝理脾、调气活血的功效。李东垣云："凡治腹之募，皆为原气不足，从阴引阳，勿误也。"此穴常用于治疗肝气亏虚的病症。

【保健方法】本穴可采用指压或者艾灸的方法进行自我保健，每次指压或者艾灸10～15分钟，指压要产生酸胀感，艾条灸要以耐受为度，灸到皮肤潮红。

第三节　心脏保养特效穴位

心位于胸腔两肺之间，外面有心包膜，为君主之官。它的主要生理功能是主血脉和主藏神，在五行属火，和自然界的夏气相通。其经脉与小肠相互络属，互为表里。

心脏的保养常用以下几个穴位：

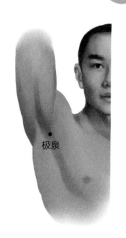

极泉

【定　　位】在腋区，腋窝的中点，腋动脉搏动处。

【功效主治】本穴具有宽胸理气、活血止痛的作用，可用于心痛干呕、四肢不收的病症，心动过速的患者可弹拨极泉穴（以左侧为主），每分钟30～40次，一般15分钟就有明显的效果，也可用二指或者三指点按的方法。

【保健方法】本穴采用指压或者弹拨的办法进行自我保健，每次5～10分钟，局部一定要有酸胀的感觉才会有明显的效果，经常弹拨极泉穴可提高自身的免疫力，起到强身健体的作用。

神门 ▶ 【定　　位】在腕部，腕掌侧横纹尺侧端，尺侧腕屈肌腱的桡侧凹陷处。

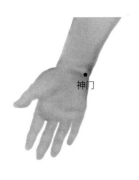

【功效主治】本穴是心经的原穴，具有镇静安神的作用，可用于治疗失眠、嗜睡、健忘、痴呆、癫狂、心痛、心烦等病症。

【保健方法】本穴可采用指压的方法进行自我按摩，每次10~15分钟，以局部产生酸胀感为宜。失眠时可以点压神门，同时配合四神聪、神庭、人中，每穴点按3~5分钟。

内关 ▶ 【定　　位】在前臂正中，腕横纹上2寸，掌长肌腱与桡侧腕屈肌腱之间。

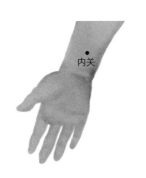

【功效主治】本穴是心包经的络穴，八脉交会穴之一，也是全身镇痛、镇静的要穴，有理气宽中、降逆止呕、疏理三焦气机的作用，具有双向调节心率、降脂、增强免疫力、调节肠胃、增强肺活量的功能。该穴可配合太冲、神门治疗脏躁；配合太冲、中脘、期门治疗胃心胸疾患；配合心俞、神门、大陵治疗心绞痛。

【保健方法】本穴可以采用指压的方法来进行自我保健，每次指压10~15分钟，长期坚持可以预防心绞痛和冠心病等心脏疾患。

劳宫 ▶ 【定　　位】在掌心横纹中，握拳，中指尖所对应的地方。

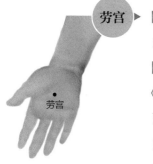

【功效主治】本穴具有清心泄热、醒神止抽的作用，《针灸甲乙经》云："口中肿腥臭，劳宫主之。"可配合少泽、三间、太冲、内庭治疗心火亢盛所引起的口臭口疮，还可配合人中、丰隆、十二井穴治疗中风闭证。

17

【保健方法】本穴采用指压的方法进行自我保健，每次指压10～15分钟，长期坚持可以预防中风。

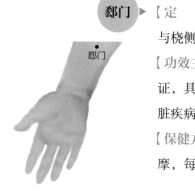

郄门 ▶【定　　位】在前臂前区，腕横纹上5寸，掌长肌腱与桡侧腕屈肌腱之间。

郄门

【功效主治】本穴是心包经的郄穴，多用于急性痛证，具有宁心理气、宽胸止血的功效，也是治疗心脏疾病的常用穴位。

【保健方法】本穴可采用指压的方法进行自我按摩，每次10～15分钟，局部要有酸胀的感觉。

第四节　脾脏保养特效穴位

　　脾位于腹腔，胃的左方。它的主要生理功能是运化水谷精微、水液和统摄全身的血液，它和胃被称为后天之本，在五行属土，和自然界长夏之气相通。其经脉和胃相互络属，互为表里。

　　脾脏的保养常用以下几个穴位：

太白 ▶【定　　位】在足内侧缘，第1跖骨小头后缘，赤白肉际凹陷处。

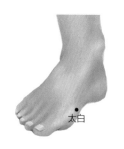

太白

【功效主治】本穴是脾经的输土穴，又是脾经的原穴，补脾的力量最强，可用于脾虚所导致的食少、腹胀、腹泻、神疲乏力、面色萎黄或者脏器下垂等病症。治疗脱肛、子宫脱垂时可配合足三里、百会。

【保健方法】本穴可用指压或者艾灸的方法进行自我保健，艾灸的效果更好，每次指压或者艾灸10～15分钟，艾灸时要以耐受为度，局部皮肤潮红，足大趾有温热的感觉。

足三里 ▶ 【定 位】在小腿外侧，犊鼻下3寸，距离胫骨前缘一横指。

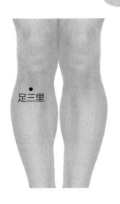

【功效主治】本穴是足阳明胃经的合土穴，具有调理脾胃、通经活络的功效，《四总穴歌》中有一句为"肚腹三里留"，所以本穴常用于肚腹疾患，如腹痛、腹胀、肠鸣、消化不良、泄泻、便秘、痢疾等，配合悬钟、风市可预防中风。

【保健方法】经常灸此穴可延年益寿。每次灸10～15分钟，灸至局部皮肤发红即可。

三阴交 ▶ 【定 位】在小腿内侧，内踝尖直上3寸，胫骨后缘。

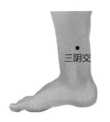
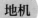

【功效主治】本穴是足三阴经的交会穴，也是治疗泌尿系统疾病的要穴，临床上较多用于妇科病，具有健脾利湿、补肝益肾、调和营血的功效，常和人中、神门、四神聪、内关相配治疗失眠或者和足三里、曲池、太冲相配治疗高血压。

【保健方法】本穴可用指压的方法经行自我保健，每次指压10～15分钟，局部要有酸胀的感觉。

地机 ▶ 【定 位】在小腿内侧，胫骨内侧髁后方的凹陷处下3寸。

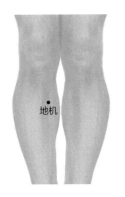

【功效主治】本穴是足太阴脾经的郄穴，具有和脾理血、调理胞宫的功效，《针灸甲乙经》有言"溏瘕，腹中痛脏痹，地机主之"，可用于急性胃肠炎引起的腹痛、呕吐、泄泻，还可用于治疗痛经、月经不调和水肿等病症。

【保健方法】本穴可用指压的方法进行自我保健，每次指压15～20分钟，局部要有酸胀的感觉。

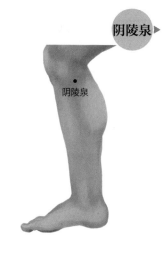

阴陵泉▶ 【定　　位】在小腿内侧，胫骨内侧髁下缘与胫骨内侧缘之间的凹陷中。

【功效主治】本穴具有健脾利湿、通利小便的功效，正如《百症赋》上说："阴陵、水分，去水肿之脐盈。"可用于治疗水肿、腹胀、黄疸、带下、下阴疼痛等病症。

【保健方法】本穴可用指压的方法进行自我保健，每次指压15～20分钟，局部要有酸胀感。

第五节　肺脏保养特效穴位

肺位于胸腔，左右各一，覆盖于心上，肺有分叶，左二右三。它的主要生理功能是主气司呼吸，通过肺气的宣发肃降来调节全身水液的输布和排泄，为相傅之官，它在五行属金，和自然界的秋气相通。其经脉和大肠相互络属，互为表里。

肺脏的保养常用以下几个穴位：

少商▶ 【定　　位】手拇指末节桡侧，离指甲根角0.1寸。

【功效主治】本穴是肺经的井穴，具有醒脑、开窍、醒神的功效，《类经图翼》有言"少商可泻诸脏之热"，它泄热的效果特别好，是咽喉肿痛的首选穴，还可用于小儿高热不退。

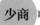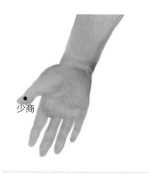

【保健方法】本穴可用指压或者点刺的方法进行自我保健，三棱针点刺放血的效果最好，滴3～5滴即可，还可配合尺泽、曲池、合谷治疗扁桃体炎。

鱼际▶ 【定　　位】第1掌骨后凹陷处，约第1掌骨中点的桡侧，赤白肉际处。

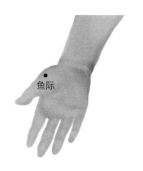

【功效主治】本穴具有清热平喘、开音利咽的功效，擅长清本经的热，为急性哮喘的急救穴，可用于肺火炽盛引起的咳喘气粗、鼻翼扇动、鼻息灼热、胸痛等证。

【保健方法】本穴可用指压的方法进行自我点穴，每次15～20分钟，以耐受为度，一定要有酸胀的感觉才会产生明显效果。

太渊 ▶ 【定　位】腕掌侧横纹桡侧，桡动脉搏动处。

【功效主治】本穴是肺经的原穴，也是八会穴中的气会，在五行属土，因为"土生金"和"虚则补其母"的原则，所以本穴治疗本经疾患的效果最好，具有宣肺止咳、通脉理血的功效，可用于一切以肺虚为主要病机的疾病，还可用于局部手腕无力。

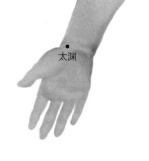

【保健方法】本穴可采用指压或者艾灸的方法进行自我保健，艾灸补虚的效果较好，每次指压或者艾灸15～20分钟，指压以酸胀感为宜，艾灸以耐受为度，灸到局部皮肤潮红。

列缺 ▶ 【定　位】在桡骨茎突上方，腕横纹上1.5寸。即两手虎口自然平直交叉，一手食指按于另一手桡骨茎突上，食指尖下凹陷处。

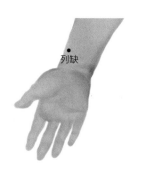

【功效主治】本穴是肺经的络穴，也是八脉交会穴之一，具有宣肺疏风、通调任脉的功效。《四总穴歌》中有一句为"头项寻列缺"，所以头面五官的疾患常用本穴治疗，如口眼歪斜、颈项强痛、牙痛等。另外，"列缺照海膈喉咙，并通任脉"，常用于急、慢性扁桃体炎，咽炎等喉部的病证，还可用于任脉的病证，如小便频急、涩痛、遗尿、尿潴留、下阴痛等。

【保健方法】本穴可用指压的方法进行自我按摩，局部要有酸胀的感觉，每次15～20分钟。

第六节　肾脏保养特效穴位

肾位于腰部脊柱两侧，左右各一。它的主要生理功能是主藏精和主纳气，为先天之本，肾在五行属水，和自然界冬气相通。其经脉与膀胱相互络属，互为表里。

肾脏保养常用以下几个穴位：

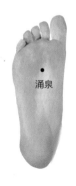

涌泉 ▶ 【定　　位】在足底，正坐或者仰卧，翘足，足趾向下卷时足前部的凹陷处，约相当于足底二、三趾趾缝纹头端与足跟连线的前1/3与后2/3交界处。

【功效主治】本穴是肾经的井穴，具有苏厥开窍、降逆止呕、填精益髓的功效，可用于眩晕、昏厥、失眠、高血压、小儿发育迟缓、男女不孕、健忘恍惚等症，也是全身的急救要穴之一。

【保健方法】本穴可用指压或者艾灸的方法进行自我保健，每次指压或者艾灸15～20分钟。

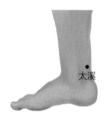

太溪 ▶ 【定　　位】在足内侧，内踝后方，内踝尖与跟腱之间的凹陷处。

【功效主治】本穴是肾经的原穴，具有滋阴补肾、调理冲任、阴阳双补的功效，可用于一切肾虚的病症，配合命门、肾俞治疗肾阳虚所引起的病症；配合复溜、阴郄、三阴交治疗肾阴虚所引起的病症。

【保健方法】本穴可采用艾灸的方法进行自我保健，

每次灸10~15分钟，以耐受为度，灸至皮肤潮红为止。

复溜 ▶ 【定　　位】在小腿内侧，内踝尖与跟腱之间的凹陷处上2寸。

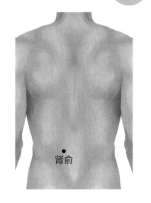

【功效主治】本穴具有滋阴补肾、利水消肿、清热利尿的功效，可用于水肿，在五行属金，金生水，所以它的滋阴效果较好，金克木，本穴还可用于肝火上亢所引起的头目胀痛、面红目赤、口苦口干、胁痛、急躁易怒等病症。配合合谷穴，治疗一切汗证，其中补合谷、泻复溜治疗少汗，而泻合谷、补复溜治疗多汗；配合太溪、三阴交、耳门治疗肾虚性耳鸣；配合太溪、太渊治疗糖尿病。

【保健方法】本穴多用艾灸的方法进行自我保健，每次艾灸10~15分钟，以耐受为度，灸到皮肤潮红为止。

肾俞 ▶ 【定　　位】在腰部，第2腰椎棘突下，后正中线旁开1.5寸。

【功效主治】本穴具有强腰膝、调补肾气、固精明耳目的功效，常用于泌尿生殖系统疾病，也是治疗腰痛的要穴，配合三阴交、太溪、关元治疗阳痿、遗精；配合命门、太溪、带脉治疗妇人带下；配合委中、承山治疗外伤瘀血性腰痛。

【保健方法】本穴可用拳头进行自我击打，起到保健作用，每次15~20分钟，直到局部产生强烈的酸胀感为止。

命门 ▶ 【定　　位】在腰部，后正中线上，第2腰椎棘突下凹陷中。

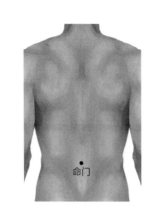

命门

【功效主治】本穴具有壮阳补肾的功效，它是肾脏保健的重点穴位，常用于生殖及二便疾患，《玉龙歌》有言："老者多便，命门兼肾俞而着灸。"

【保健方法】本穴常用艾灸的方法，可由家人帮忙进行施灸，每次10~15分钟，以耐受为度，灸到局部皮肤潮红为止。常灸命门穴，可以益寿延年。

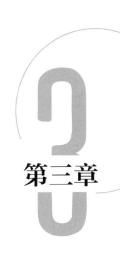

第三章　四季养生保健特效穴位

四季养生是中医养生康复的重要组成部分，是以阴阳五行学说为核心、以"天人相应"的整体观念为基础理论，来作为增强体质，预防疾病，防止早衰，或延长寿命的积极手段。它是经过长期的实践发展起来的，其主要精神是"治未病"，所以四季养生无论是在古代还是在现代，它对民族的繁衍、昌盛，对提高人类健康水平都起着积极的作用，是非常重要的养生防病的保健方法。

人类生活在大自然中，自然界存在着人类赖以生存的必要条件，即人与自然息息相关，《灵枢·邪客》曰："人与天地相应也。"自然界气候的变化能影响人体，人体能感知天气的变化。中医学把自然界的五时（春、夏、长夏、秋、冬）、五方（东、南、中、西、北）、五色（青、赤、黄、白、黑）、五味（酸、苦、辛、甘、咸）等与五脏六腑的特性都归纳在五行系统中，从而把内外环境联结成一个整体，来说明人与自然的协调性、统一性。因此，中医又把人体比喻成一个小宇宙，同时认为自然界的气候运动变化与人体的脏腑经络、气血的运动变化是相应的，也就是自然界气候的一切变化都相应地影响人体各脏腑经络气血的生理功能、病理变化，而人体各脏腑组织也随着气候环境的变化，做出不同的反应和适应的调节。

一年四季的气候，春暖、夏热、冬寒的变化对人体的影响最大。例如，春夏之时气候由温转热，阳气升发，人体肌肤疏松开泄，易于出汗；在秋冬之时则气温由凉转寒，此时阳气渐衰、阴气渐盛，人体腠理致密，阳气潜藏，少汗多尿。所以自然界正常的气候是万物赖以生存的必需条件，但因四季气候变化异常，各季节气候的太过与不及，或气候变化过于急骤时，在人体正气不足，抵抗力低下时，人体不能及时对气候变化做出相适应的调节，就会导致疾病的发生，因此中医养生保健根据四季不同的气候，用不同的应对方法来调节身体，达到防病、治病、康复之功。四季养生以"春夏养阳，秋冬养阴"为基础理论，是指春夏季节在饮食方面要慎服辛温助阳之品，以免火热太盛，汗出太多，阳随汗泄而损伤人体阳气，不利于营养物质的吸收；在秋冬季节宜服食滋补强壮养阴的食物、药物使人体内精气充沛，机体从而达到"阴平阳秘"的良好状态，即"正气存内，邪不可干"。

总之，四季养生是从人体整体性与自然界四季气候变化的统一性出发的，既重视人体脏腑组织本身的功能、病变，又重视自然气候、地理环境的变化。

春季多风病　　夏季多热病　　秋季多燥病　　冬季多寒病

所以在不同的季节，根据人体脏腑、经络、气血、阴阳的偏胜偏衰，人们要合理运用四季养生理论的规律，选择相适应的方法积极调理，使人与自然气候变化协调统一，从而达到最佳的健康状况。

第一节　春季养肝特效穴位

一、概述

春季气温逐渐转暖，阳气升发，万物生长，《素问·四季调神大论》云："春三月，此谓发陈，天地俱生，万物以荣。"说明人体要顺应春季阳气升发、条达特点，但此时气温有骤冷骤热的异常变化，同时病毒细菌滋生，当人体正气不足、抵抗力低下时，易引起旧病复发或邪毒乘虚侵袭机体而发病，故在春季应根据气候的变化来增减衣服，注意防寒保暖，在饮食、起居、情志及运动等方面适应春季气候变化规律，以防发病。

依据中医五行归属，春季在五行属木，木在天为风，在人为肝，肝气旺于春，春气又为少阳之气，又云少阳之气旺于春，因此风为春季的主气，在每年春季的气候变化上多风，风气胜则伤人，风邪致病四季皆有，但以春季多见，故曰春季多风病。少阳之气通肝胆，在人体内以肝胆之气变化为主，故春季的特点是肝胆病多发。易出现头晕、头痛，偏头痛，口苦咽干，鼻塞干呕，肩臂酸痛，胁肋胀满等肝经、胆经、三焦经病变或外感病，如流感、气管炎、肺炎等呼吸系统疾病。

二、特效穴的应用

在春季选用阳陵泉、外关、太冲、足三里、风池5个穴位，能很好地保养肝气，预防和治疗疾病。

阳陵泉 ▶ 【定　位】在小腿外侧，腓骨头前下方凹陷处。

【功效主治】本穴为足少阳胆经的合穴，又是八会穴之一，"筋会阳陵泉"，具有疏肝利胆、舒筋解痉、清热利湿之功用。此穴主治肝气郁结所致的胸胁胀痛、咽干口苦、妇女乳房作胀；肝火上炎所致的头晕头痛、耳鸣、耳聋、面红目赤、失眠多梦、心烦易怒；风阳上亢所致的身颤肢麻、四肢抽动、口眼歪斜；以及肌肉、肌腱、软组织损伤疼痛。本穴为春季调理肝胆良穴。

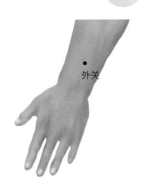

外关 ▶ 【定　位】在前臂后区，腕背侧远端横纹上2寸，尺骨与桡骨间隙中点。

【功效主治】本穴是手少阳三焦经之络穴，八脉交会穴之一，通于阳维脉，具有祛风清热、疏通经络的功效，主治发热、头痛、面颊痛、目赤肿痛、耳鸣耳聋、胸胁胀痛、上肢肘臂屈伸不利、麻木疼痛、颤动等症。本穴为春季防治感冒的要穴。

太冲 ▶ 【定　　位】在足背，第1、2跖骨结合部之前的凹陷中。

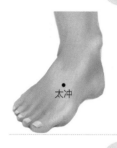

【功效主治】本穴是足厥阴肝经的输穴和原穴，具有疏肝利胆、安神醒脑、祛风通络的功效，主治头晕目眩、咽干口苦、胸胁胀痛、心烦易怒、失眠狂躁、口眼歪斜、下肢痹痛等症。

足三里 ▶ 【定　　位】在小腿外侧，犊鼻下3寸，距离胫骨前缘一横指。

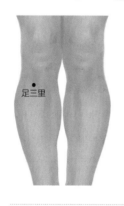

【功效主治】本穴是足阳明胃经的合穴，又为保健强身的要穴，功专健脾胃、消食滞、调气血、祛风湿、通经络、固本元。本穴为治疗和预防春季感冒或肝失于条达疏泄，影响脾胃健运、和降的要穴，即肝气横逆、侵犯脾胃之证，多表现为食欲不振、脘腹胀痛、嗳气泛酸、恶心呕吐、腹泻便秘等。

风池 ▶ 【定　　位】在颈后区，枕骨之下，胸锁乳突肌与斜方肌上端之间的凹陷中。

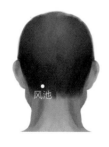

【功效主治】本穴别名热府，属于足少阳胆经之穴，又是足少阳胆经与阳维脉的交会穴，具有疏风清热、醒脑开窍、聪耳明目的功效，能很好地改善和预防春季风热感冒和肝胆经气不和之证，如目眩头痛、耳鸣耳聋、鼻塞流涕、目赤咽痛、失眠、中风、偏瘫诸症。

保健方法：以上穴位均可用拇指自我按揉，每穴3～5分钟，操作时力量由轻到重，同时配合按揉拍打各穴所属的经脉，增强防病祛病之功效。

在春季养生防病中，还可以泡服中药当茶饮，如菊花泡茶、金银花泡茶饮，多吃梨、苹果、橘子等水果。

三、日常调理

1 饮食调理　春季宜适当食用辛温升散或辛甘发散类食物，以顺应春气的升发特性，但辛温之品不宜多服久服，春季养生防病宜多服食粥类，如芡实粥、大枣粥、地黄粥、木耳粥等，多食花生、香菜、浮小麦等食物。

2 体育锻炼　应结合自身的身体情况，到空气清新、温暖的场所进行锻炼，并选择较合适的运动方式，如放风筝、打太极拳、五禽戏、打球、登山、跳舞等。

第二节　夏季护心特效穴位

一、概述

夏季阳气充盛，白天逐渐延长，气温越来越高，雨水频多，万物茂盛。根据中医五行归属，夏季在五行属火，火在天为热，在人为心，心与小肠为表里相合之脏腑，因此夏季气候炎热，在人体心气较旺，此季节心与小肠多发病。因天气炎热，火热蒸迫，津液外泄，人体毛孔开泄，腠理疏松，汗液外泄，耗伤心气、心阴，易出现头晕头重、乏力、倦怠、口渴发热等症；暑为夏季之主气，暑气太盛，伤人致病，则出现吐泻交加、高热神昏、大汗淋漓等症；同时夏季易感受风寒，出现外寒内热之发热、恶寒、鼻塞流涕等症。《内经》云："诸痛痒疮，皆属于心。"故在夏季易患皮肤疮痈、疖肿等红肿热痛疾患。

二、特效穴的应用

在夏季应保养心神、调摄精神、预防疾病，选用曲泽、百会、印堂、阴陵泉、心俞、三阴交6个穴位，具有良好的防治效果。

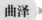
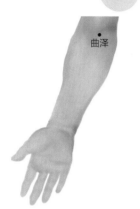

曲泽 ▶ 【定　　位】在肘横纹上，肱二头肌肌腱的尺侧缘。

【功效主治】本穴属于手厥阴心包经，具有清热解暑、祛湿止泻、除烦止渴的功效，在夏季选用此穴能很好地预防和治疗暑湿侵袭所引起的高热、心烦口渴、大汗淋漓、呕吐、腹痛腹泻等症，为祛暑清热之良穴。

百会 ▶ 【定　　位】在头顶部，两耳尖直上，头顶正中。

【功效主治】本穴属督脉之穴，具有升阳祛湿、清头醒脑的功效，能很好地预防和治疗夏季炎热或中暑引起的头昏头痛、乏力倦怠、胸闷气短、口渴汗多等气阴耗伤之症。

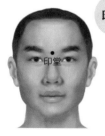

印堂 ▶ 【定　　位】在额部，两眉头连线中点处。

【功效主治】本穴属督脉之穴，具有清头明目之功，对于头晕头痛、脑胀耳鸣、眼目肿痛等暑热之症有良效。

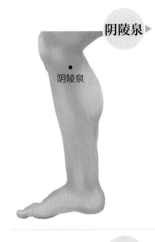

阴陵泉 ▶ 【定　位】在小腿内侧，胫骨内侧踝下缘与胫骨内侧缘之间的凹陷中。

【功效主治】本穴属于足太阴脾经的合穴，具有健脾祛暑、利湿的功效，能治疗和预防夏季因湿热困阻所致的胸脘痞闷、大便溏泻、身热不扬、小便浑浊、妇女带下、疮疡、湿疹等症。

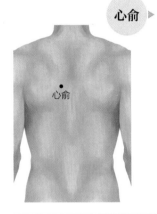

心俞 ▶ 【定　位】在背部，第5胸椎棘突下旁开1.5寸处。

【功效主治】本穴能通心络、安心神、养心血、舒心气、壮心阳，治疗心烦、失眠、多汗、胸闷、气短、乏力等症。本穴为夏季养心、护心之要穴。

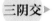

三阴交 ▶ 【定　位】在小腿内侧，内踝尖直上3寸，胫骨后缘。

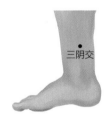

【功效主治】本穴属于足太阴脾经，功能养阴、清热、安神，与阴陵泉相伍，共具清暑利湿、健脾养心的作用，可用于治疗夏季的气阴两虚、脾失健运之证，如心烦失眠、气短多汗、肢体倦怠、乏力、纳差等症。

保健方法：以上各穴均可自我按摩，操作时力量由轻到重，用拇指进行按揉3～5分钟，亦可用刮痧板蘸香油或刮痧油等，轻刮颈部、脊柱两侧夹脊穴，胸肋部，肘窝及腘窝等处，刮至皮下出现紫斑为止。

同时因夏季炎热，宜常饮绿豆汤，适量吃西瓜等水果，也可饮甘凉爽口的冷饮来补充水分，以降温、防暑、解暑。

若在炎暑季节，猝然出现神志不清、昏倒、全身高热、无汗、面色潮红、口噤不语，或谵言妄语、舌红而干、脉来洪大而数或弦弱，此为中暑休克；应清热解暑，醒脑开窍。急救取十二井穴，按经脉交接顺序点刺放血，依次为少商→商阳→厉兑→隐白→少冲→少泽→至阴→涌泉→中冲→足窍阴→大敦，来沟通十二经脉，再配以人中、承浆、大椎、曲池、合谷，重刺出血，通调任督二脉，急救醒神，发汗退热；也可加内关、大陵，用以安神、除烦止渴、清心包之热；百会、风池、风府，用梅花针叩刺出血，醒脑清热、安神，鸠尾叩刺出血，加强宽胸利膈、清热开窍之功。若是发病后只见心悸、头晕乏力、多汗发冷、面色苍白、舌质淡、脉沉细无力，应温经回阳，取内关、复溜强心安神、温阳复脉，取足三里、气海、关元温中回阳、通经补气，每穴用艾条温灸15～20分钟。

三、日常调理

1 饮食调理　夏季炎热，宜食清心泻火、清凉解暑之物，如西瓜、绿豆、苦瓜等，不宜过食生冷瓜果，以免损伤脾胃。夏季宜食有甘、酸、苦味的饮食，用以祛暑清火，养阴益气。

2 体育锻炼　在夏季不宜长时间地在烈日下或高温环境中运动，可在清晨或傍晚天气较凉爽时进行户外活动，根据自身情况选择合适的运动项目进行体育锻炼。

第三节　长夏养脾特效穴位

一、概述

长夏是指在夏至后到立秋前，也就是夏秋之交，此时潮湿、多雨，阳热亦盛，热气蒸腾，湿气充斥，所以湿为长夏之主气。长夏在五行属土，在人体脏腑，脾主湿，五行也属土，同气相求，故长夏之气通于脾。长夏多湿病，湿性黏腻，重浊，易伤阳气，因此，湿邪侵袭，最易伤人体的阳气，尤以脾病最为明显，脾是运化水液的主要脏器，若湿邪侵袭人体，常先困脾，使脾阳不振、运化失常、水停湿聚，临床多见便溏、泄泻、尿少、腹满等症，又因气温潮热，湿热也易侵袭人体致病，出现头昏如裹、胸闷纳呆、大便不爽，或溏泻、四肢困乏、身热不扬等暑湿夹杂之症。因此，在长夏之季应保养好脾脏功能，使脾阳、脾气充沛，内湿不从中生，而阳气生发有力，外邪难以侵袭。

二、特效穴的应用

选取合谷、天枢、公孙、阴陵泉、中脘5个穴位，对长夏调养脾脏有良好的作用。

合谷 ▶ 【定　位】在手背第1、2掌骨间，约平第2掌骨桡侧中点处。即以一手的拇指掌指关节横纹，放在另一手拇、食指之间的指蹼缘上，拇指尖下是该穴。

【功效主治】本穴具有清热解表、祛风通络、活血止痛的功效，主治呕吐、腹痛、腹泻、痢疾等症。本穴是长夏调理脾胃，预防和治疗消化系统疾病的要穴。

天枢 ▶ 【定　位】在肚脐左右两拇指宽处，即肚脐旁2寸处。

【功效主治】本穴属足阳明胃经的穴位，是人体阴阳之气升降的枢纽，是大肠经的募穴，具有升清降浊、调肠腑、理气滞、化湿热、止泻痢的功能，能很好地治疗腹胀、肠鸣、腹泻、绕脐腹痛、便秘、痢疾、月经不调等症。在长夏季节本穴能治疗和预防急、慢性肠炎，痢疾等消化系统疾病和生殖系统疾病。

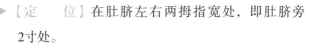

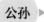

公孙 ▶ 【定　　位】在足部，第1跖骨基底部的前下缘，赤白肉际处。

【功效主治】本穴属足太阴脾经的穴位，具有理脾和胃、通经止泻、利湿化滞的作用，能治疗胃脘疼痛、呕吐、腹痛、便血、体重如裹、妇女痛经等症。本穴是治疗脾胃虚弱、消化不良、肠腑病变的要穴。

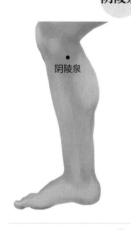

阴陵泉 ▶ 【定　　位】在小腿内侧，胫骨内侧踝下缘与胫骨内侧缘之间的凹陷中。

【功效主治】本穴属于足太阴脾经的合穴，具有健脾祛暑、利湿的功效，能治疗和预防夏季因湿热困阻所致的胸脘痞闷、大便溏泻、身热不扬、小便浑浊、妇女带下、疮疡、湿疹等症。

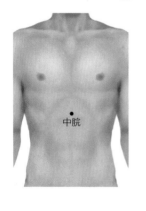

中脘 ▶ 【定　　位】在上腹部，前正中线上，脐中上4寸处，即胸骨下端至肚脐连线之中点。

【功效主治】本穴属于任脉，为八会穴之一，也是胃之募穴，为胃经经气输注之处，是治疗脾胃疾患的要穴，应用本穴能很好地治疗夏暑之季出现的腹痛腹胀、肠鸣腹泻、胃脘疼痛、嗳气吞酸、饮食无味、痢疾等病症。中脘穴又为任脉与足阳明胃经的交会穴，故又能治疗脾胃不和引起的失眠、高血压、前额痛、面瘫、面肌痉挛、三叉神经痛等病症。

保健方法：以上各穴均可进行自我按揉，每次10～20分钟，亦可根据自身情况进行随症加减，如伴有突然腹痛、肠鸣、暴下如水，一日数次或数十次，兼见发热恶寒、体倦肢痛、食欲不振，加关元、上巨虚、足三里温胃通腑、分利水谷、调肠止痛；并加艾条温灸15～20分钟，以加强温阳散寒之力。

若发热或高热、心烦、口渴、腹泻、腹痛急迫、粪便黄褐、水样便、肛门灼热、小便短赤，加曲池、大椎、大肠俞清热降浊、泄热调肠；若高热甚、体温不降，加十宣或十二井穴点刺放血，或耳尖点刺放血，泻阳经郁热，清利三焦；如平素体质虚弱，胃纳不佳，饮食不宜消化，常有腹部胀满不适、大便时溏、全身乏力、面色㿠白、口唇色淡、舌胖大，加中脘、章门、足三里、脾俞，调中和胃，健脾补气。

同时可试服藿香正气丸、六合定中丸、参苓白术散、四妙丸、安宫牛黄丸等中成药；在长夏之季应多食姜、白萝卜、赤小豆等理气化湿之品，多服食薏米粥、茯苓粥、扁豆粥等粥类，健脾渗湿。

三、日常调理

1 饮食调理 长夏季节饮食，不宜食肥甘厚腻之品，夏秋之时的生冷瓜果，摄入要有度，年老、体弱、小儿等体质虚弱者慎服。

2 体育锻炼 长夏正值夏秋之交，多雾露、潮湿，应在天气爽朗、空气流通的场所进行体育锻炼，避免在天气骤变时及大雾、大风、大雨等潮湿气候时进行锻炼。

第四节 秋季护肺特效穴位

一、概述

秋三月，气温由热变凉，阳气下降，阴气逐渐上升，雨水减少，气候由盛夏暑热转为干燥，白天渐短，气温逐渐下降。秋季五行属金，金在天为燥，在人为肺，因此每到秋天，气候变干燥，易伤人体的肺气，多发生咳嗽。燥为秋之主气，秋季久晴雨少，气候干燥，燥气太过，则为燥邪，燥邪侵袭人体，易伤阴气，初秋尚热，有夏热之余气，多为温燥伤人，深秋已凉，有近冬之寒气，多为凉燥伤人。又有"肺为娇脏，不耐寒热"，肺气通于秋，肺喜润恶燥，开窍于鼻，外合皮毛，和大肠相表里，故燥气最易伤肺气、肺阴，出现口鼻干燥、咽干口渴、皮肤干涩、皲裂、毛发不荣、小便短少、大便干结等症状。

二、特效穴的应用

秋季保养宜选用鱼际、曲池、迎香、合谷、照海，此5穴能够预防和治疗秋气损伤人体引起的不适症状。

鱼际 ▶ 【定　位】第1掌骨后凹陷处，约第1掌骨中点的桡侧，赤白肉际处。

【功效主治】本穴属手太阴肺经，具有宣肺解表、清热利咽的功效，能预防和治疗风燥伤肺或肺阴耗伤引起的咽喉涩痛、口干舌燥、发热恶风、鼻干口渴、咳嗽、咯血等症。

曲池 ▶ 【定　位】屈肘成直角，在肘横纹外侧端与肱骨外上髁连线中点。完全屈肘时，在肘横纹外侧端处。

【功效主治】本穴属于手阳明大肠经的穴位。大肠与肺相表里，秋气通于肺，可预防治和治疗秋气伤肺所出现的咽喉肿痛、感冒发热、皮肤干燥、咽干口燥、大便干燥等症。

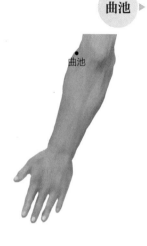

迎香 ▶ 【定　　位】在面部，鼻翼外缘中点旁，鼻唇沟中。

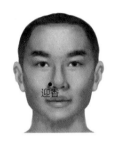

【功效主治】本穴属于手阳明大肠经的穴位，本穴距离鼻子最近，治疗鼻病效果较好，具有散风通窍之功，大肠经与肺经相表里，因此本穴具有治表里两经之病的作用。鼻为肺之窍，肺气通于鼻，肺和则鼻能通香臭。鼻要发挥正常的通气和嗅觉功能，那么需肺气和调、呼吸通畅，如外表之邪袭肺，则鼻塞流涕、不闻香臭。肺有燥热就会出现鼻孔干涩、鼻出血等症。现代临床常用本穴治疗副鼻窦炎、鼻炎等病症。

合谷 ▶ 【定　　位】在手背第1、2掌骨间，约平第2掌骨桡侧中点处。即以一手的拇指掌指关节横纹，放在另一手拇、食指之间的指蹼缘上，拇指尖下是该穴。

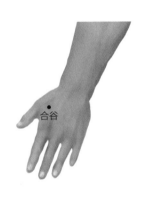

【功效主治】本穴属于手阳明大肠经的原穴，具有行气止痛、疏风解表之功，可治疗头痛、目赤肿痛、鼻衄、口眼歪斜、耳聋等头面五官诸疾，也可治疗发病恶寒等外感病症，热病无汗或多汗以及妇产科病症。肺与大肠相表里，因此可治疗和预防肺经之病，对秋季所致的咽喉肿痛、咳嗽、声嘶、扁桃体肿痛、气喘、皮肤瘙痒等症有很好的疗效。

照海 ▶ 【定　　位】在踝区，内踝尖下1寸，内踝下缘边际凹陷中。

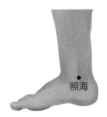

【功效主治】本穴属于足少阴肾经的穴位，是八脉交会穴，通于阴跷脉，具有清热泻火、养阴润喉利咽、安神定志、通经和营之功效，对秋季燥气耗伤肺津有效。金水相生，肾属水，肺属金，肾阴上济于肺，故照海可治疗咽喉肿痛、扁桃体肿痛；神经

衰弱引起的失眠多梦、健忘、咽干口燥、五心烦热、头目昏沉等症。

保健方法：以上各穴均可自行按摩，每次5～10分钟，按揉时穴位局部产生酸麻酸重感效果更好。

三、日常调理

1 饮食调理 秋季多燥，宜服滋阴润燥之物，如：百合粥、蜂蜜、芝麻、木耳、银耳、冰糖等；少食辛辣、香燥之品，如：韭菜、大蒜、生葱等；宜食瓜果，如：西瓜、梨、香蕉、柿子、桃、荔枝等，但寒凉水果要根据体质食入有度。可常用生地、麦冬、玄参、菊花、桑叶等中药泡茶饮。

2 体育锻炼 秋三月，天气爽朗，适合锻炼，根据体质、地域而选择不同的锻炼方式。

第五节　冬季养肾特效穴位

一、概述

冬三月，天寒地冻，阴气盛极，阳气潜藏，自然界万物枯萎，相应的在人体内阴精秘藏，阳气不外泄，因此人们将户外活动减少，衣被增厚以御寒保暖，《内经》提出"冬三月，此谓闭藏……早卧晚起，必待日光……"即指人体要顺应冬季主收藏的规律，蓄养阴精。寒为冬季的主气，冬季五行属水，水在天为寒，在人为肾，肾为人身阴阳之根，肾阳为全身阳气之根，是生命活动的原动力，对全身各脏腑的生理功能有温煦、推动的作用，如：脾胃腐熟水谷、运化精华的功能，必须依赖肾阳的温养，如果肾阳不足，脾胃的消化功能则衰弱；肺主呼吸，吸纳清气，必须依赖肾阳相助，如果肾阳不足，肾不纳气，就会出现动则气喘的虚喘病症；肾阳又是促进人体生长、发育和繁殖后代的根本动力，若肾阳虚衰则出现阳痿、早泄、滑精、精冷、宫寒不孕等生殖系统病症。肾阳主要推动全身的水液代谢，对水液起气化作用，使清者升腾还流，浊者成尿液下输膀胱，同时肾阳主司肾气的开合，关系到尿液的排泄，总之，肾阳的功能在人体起着非常重要的作用，是五脏六腑、十二经脉的根本。因此在冬季寒冷太过或人体正气虚弱、卫外不固时，寒气易侵袭机体，最易伤人阳气，伤于机表之阳则出现恶寒发热、头疼项僵、身痛、关节痛等，如寒邪直中侵入关节，阻碍阳气则出现关节痛、手足逆冷、小便清长、腹痛吐泻、关节屈伸不利、畏寒喜暖、倦怠蜷卧、腰背冷痛、阳痿等症。西医学的慢性气管炎、哮喘、咳嗽、高血压、心肌梗死、中风等在冬季多发，故冬季要注意营养物质蓄积，以达到防病强身的目的。

二、特效穴应用

在冬季应用关元、气海、命门、肾俞、足三里5个穴位能很好的调补肾气，防病保健。

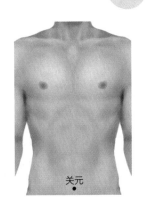

关元

【定　　位】在下腹部，前正中线上，脐中下3寸。

【功效主治】本穴又名丹田，为小肠经的募穴，肾气之泉，肾为气之根，又是小肠经经气的聚结点，又为三阴经之会，具有培元固本、补肾强身、回阳固脱的功效，多用于治疗肾虚作喘、遗精、阳虚、遗尿、小便频数、淋浊、月经不调、带下、闭经、癥瘕、不孕、恶露不绝、中风虚脱、子宫下垂、脱肛、小腹胀痛、腹泻痢疾、脐腹绞痛等症。本穴还能补诸虚百损，防病保健，所以是冬季补肾强身之良穴。

关元

气海 ▶ 【定　　位】在下腹部，前正中线上，脐中下1.5寸处。

【功效主治】本穴为补气要穴，具有补肾调气、温固下元之功效，治疗气虚乏力、腰酸、腹痛腹胀、腹泻、遗精、遗尿、尿闭、崩漏、带下、阴挺、月经不调、恶露不止等症。冬季应用此穴，益气补肾、强身效果良好。

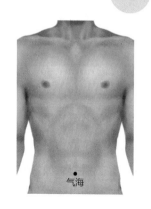

命门 ▶ 【定　　位】在腰部，后正中线上，第2腰椎棘突下凹陷中。

【功效主治】本穴属督脉，具有壮阳益肾、强壮腰膝、固精止带、疏经调气的功能，治疗阳痿遗精、早泄、腰背酸痛、痛经、带下、脱肛、腹泻、下肢乏力等肾虚诸症。冬季应用该穴能补肾强身。

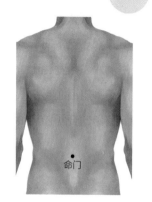

肾俞 ▶ 【定　　位】在腰部，第2腰椎棘突下，后正中线旁开1.5寸。

【功效主治】本穴是足太阳膀胱经在背部第一侧线上的穴位，具有调气活血、补肾固冲、强健腰膝之功，用于治疗腰酸腹痛、肾虚乏力、失眠、遗精、遗尿、眩晕耳鸣、小便频数、多梦滑精等。治疗西医学的急、慢性腰扭伤，腰椎间盘突出症，尿路感染，糖尿病，结肠炎，哮喘等症。本穴在冬季与命门、关元、气海同用共奏补肾强身，防病保健之功。

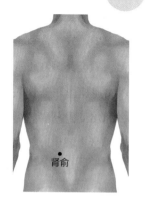

足三里 ▶ 【定　　位】在小腿外侧，犊鼻下3寸，距离胫骨前缘一横指。

【功效主治】本穴属于足阳明胃经，为治疗消化系统诸症的要穴，亦是强身保健的要穴，临床应用范围最广泛，有健脾补胃、调和胃肠、开降气机、补虚扶正、泄热宁神、疏通经络等功能。对气虚所致的食欲不振、四肢无力、腹胀、腹痛、泄泻、便秘等有良效。在冬季要调理脾胃，助运化是助后天之本，以资助先天之本（肾），使体质强壮，阴平阳秘，尤其是温灸足三里，其温养之效果更为明显。古人云：若要安，三里不要干。说明灸足三里穴可使人身体健壮，防病保健。因此在冬季应用本穴调理，具有良好的强身保健的作用。

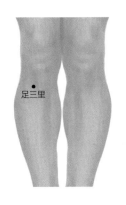

足三里

保健方法：以上各穴均可自我按摩，每次5～10分钟，同时配合艾条温灸15～20分钟效果更好。

三、日常调理

1 饮食调理

冬季宜进食滋阴补阳之品，如龟肉、鳖肉、羊肉、木耳、银耳、兔肉等血肉有情之品，但注意脾胃的运化功能。

冬季还可以使用中药，如：枸杞子10g，每晚服；亦可以用中药泡脚，可用艾叶30g，红花30g，蛇床子30g，水煎，外用泡足，每晚睡前泡半小时，以补肾活血。在冬季表现腰酸膝软、骨蒸潮热、盗汗、五心烦热、耳鸣头晕等症，为阴虚火旺，可常服用六味地黄丸或知柏地黄丸；肾阳虚，喜温畏寒、小便清长者可服金匮肾气丸。

2　体育锻炼　　冬季锻炼宜在太阳出来时，空气流通的场所进行，冬季三九锻炼是最好的时间，坚持锻炼能增强免疫力、抵抗力，从而减少发病，应避免在大风、大寒、大雪、雾露中锻炼，还注意要防寒保暖和避免冻伤、感冒。

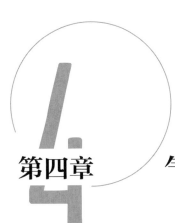

第四章 气血阴阳调整特效穴位

气血阴阳是构成人体脏腑经络等组织器官的基本物质，而脏腑经络又必须依赖气血阴阳的濡养和温煦等作用，才能维持正常的生理活动。人体的气血阴阳也只有在经络的沟通和传注下，才能布散于全身各脏腑组织器官，以发挥其作用，维持机体的生命活动。《灵枢·本脏》曰："经脉者，所以行血气而营阴阳，濡筋骨，利关节者也。"《灵枢·脉度》曰："气之不得无行也，如水之流，如日月之行不休，故阴脉荣其脏，阳脉荣其腑，如环之无端，莫知其纪，终而复始。其流溢之气，内溉脏腑，外濡腠理。"不但说明了经脉具有"行血气而营阴阳"的作用，是人体气血阴阳运行的通路，而且指出正是由于经脉的营运，才能使气血阴阳如水流般，对内灌注脏腑组织，对外布散于腠理，而发挥气血阴阳的营养、濡润作用，脏腑腠理在气血阴阳的不断循环灌注下，发挥正常的生理功能，使机体强健，这样就能抵御外邪的侵袭，从某种意义上说，也就防止了疾病的发生。反之，若经络失去其营运气血阴阳的功能，则脏腑组织得不到足够的气血阴阳供养，功能失常，机体抗御外邪的能力下降，外邪就会乘机入侵而致病。气血阴阳是脏腑功能活动的物质基础，气血是阴阳的主要物质基础，又是人体生命活动最基本的物质基础。

《素问·调经论》谓："人之所有者，血与气耳""血气未并，五脏安定"，若"气血不和"则"百病乃变化而生"，表明气血不和是导致阴阳失调的重要原因。经络系统遍布体内，纵横联系，交叉出入，沟通表里，联系上下，构成人体气血运行通路，维持人体正常生理功能。若由于种种原因，导致经络不通，脏腑肢节失却温煦濡养，气血闭阻，则会疾病丛生，或滞或瘀，或虚或实，或寒或热，或气血失和，或阴阳偏颇。针灸、按摩等疗法是利用其"疏通经脉，调和气血，平衡阴阳"的作用，根据经络与脏腑在生理病理上相互联系，相互影响的机理，在经络循行分布路线和联系范围内选取一些腧穴，进行针刺或艾灸，使经络畅通，营运有度，气血调和，阴阳平衡。还可通过膏方来调理气血，使周身气血流通、生化有源，达到气血充沛、精力旺盛、健康长寿的目的。

第一节 气血阴阳对人体的重要作用

一、气血

气血，是人体五脏六腑、四肢百骸的营养所在，也是人的精神状态的基础或反映。气血包括气与血，气是构成人体和维持人体生命活动的最基本物质；血也就是我们现在所说的血液，运行在血管中，营养人体内外。

中医学与西医学对血液运行的理解有所不同：西医学对其理解为在心脏搏动的推动下，在动脉弹力的维持下，不断循环；中医学则把血液运行的动力认为是心气的功能，也可以说是心阳的作用，因气属阳，这个气是中医学中"气"的功能中的一部分，与血关系密切的一部分，血属阴，主静，性凉，血的运行是靠气的推动、温煦而来的，同时为了保持血液按一定的脉道运行，不至于逸出脉外，这又需要气的固摄作用，血的宁静与气的推动、固摄，血性凉润与气的温煦之间，形成了一个阴阳的协调平衡，这样就实现了气血的正常运行。所以说气血关系是气离不开血，血离不开气，有"气为血之帅，血为气之母"之说。

气血也是人体精神活动状态的基础。气血充盛时，人体才能表现出充沛的精力、良好的记忆力、活跃的思维力、敏捷的应变力，就能够容光焕发、神采奕奕。《论语·季氏》中把人的一生分成三个阶段，少年是"血气未盛"，壮年是"血气方刚"，老年是"血气既衰"。所以说气血的水平与人体的身体健康、精神状态有着密切的关系，是与人的正气相关的。人体各个器官实现各自功能的基础就是要有充足的气血，比如：脾胃要实现其运化吸收功能，就要有充足的气血，四肢在运动过程中，身体也会给四肢的骨骼筋脉肌肉输送大量的气血。在人体对抗邪气的过程中，冲锋陷阵的主要也是气血。

气血既滋养了以五脏六腑为中心的整个身体，同时也受五脏六腑的支持，脾胃将摄入的水、食物等变化成为可以化生气血的原料，中医称为"水谷精微"，为气血的生成提供原料；而心脏和小肠则实现了这一转化过程，生成气血，当然主要以血为主，肺脏将大自然的清气吸入体内，补充了气血特别是气的功能，肝胆则为气血的循行起到整体的调控作用，而肾脏为先天之本，可以决定气血的先天禀赋。五脏和气血形成一个互为补充的良性循环，在人体重病的时候，医药回天无力，往往是五脏和气血形成了一个不能互相补充的恶性循环。

二、阴阳

阴阳学说认为，人体是两种既对立、又统一的物质与功能，即阴和阳构成的。

就人体部位而言
背部为阳、腹部为阴；体表为阳，体内为阴

就脏腑而言
六腑为阳，五脏为阴

就功能活动状态而言
兴奋、活动为阳，抑制、静止为阴

就气机运行而言
向上、向外为阳，向下、向内为阴

当阴阳双方处于相对动态的平衡状态时，人体的生命活动便处于"阴平阳秘"的健康状态。如因六淫、七情或跌仆损伤等因素的作用使阴阳的相对平衡状态遭到破坏时，就会导致一系列"阴阳失调"的病理变化。临床可表现为阴、阳、表、里、寒、热、虚、实等不同层次、不同性质的病证。中医学认为人体的正常生命活动有赖于阴阳保持对立统一的协调关系。疾病的发生发展则是阴阳失调，出现阴阳偏胜或阴阳偏衰的结果。对于任何疾病，无论其病情如何复杂多变，都可以用阴阳学说加以说明。《素问·至真要大论》云："谨察阴阳所在而调之，以平为期。"则揭示了调整阴阳乃是临床防治疾病的根本法则之一。

人体的新陈代谢、五脏六腑的物质基础，必须依赖脏腑的功能活动，阴阳互相依存，才能保障机体的健康。古人云："阴平阳秘，精神乃治，阴阳离决，精神乃决。"若人体阴阳不平衡，不能相互为用，出现偏盛或偏衰，或阴阳分离，人的生命也就停止了。通过穴位治疗，改变人体阴阳不平衡状态，使邪去正复，从而提高人体自身免疫能力和防御能力。通过经络阴阳属性、经穴配伍和针刺按摩手法等以通经脉、调气血，使阴阳归于相对平衡，使脏腑功能趋于调和，从而达到防治疾病的目的。由于阴阳之间可以相互化生，相互影响，故治阴应顾及阳，治阳应顾及阴，在调和阴阳时，常采用"从阴引阳，从阳引阴"的方法，临床上最常见的是运用募穴、背俞穴来调养脏腑的阳气和阴气。

第二节　调气特效穴位

一、概述

"气"是构成人体和维持人体生命活动的最基本物质，故曰"气聚则形成，气散则形亡"，没有了气，人的生命也就结束了。"气病"是指气的运行障碍，使人体脏器功能活动异常而发生的病理变化。主要表现为气血瘀阻引起的心脑血管疾病、心脏病，肝郁气滞引发的胃肠疾病、神经功能障碍、乳腺病、甲状腺病、月经病及更年期综合征等多种疾病，还包括患者自感身体不适，但经多方检查找不到病因的亚健康状态。

中医学认为气病多由内伤七情、精神因素或饮食不节所致；西医学认为是自主神经功能紊乱。该病的临床表现为气短、心慌、胸闷、眩晕、耳鸣、头痛、恶心、打呃、腹胀窜痛、更年期综合征等。

气病，是脏腑经络气机失调的病证。有虚实之分，虚者由精气内夺所致，实者由邪气偏盛所致。虚证可见气耗、气消、气脱等；实证可见气滞、气乱、气逆等。气病与情志过极关系密切，如怒则气上，喜则气缓，悲则气消，恐则气下，惊则气乱，思则气结；亦与寒热偏胜有关，如聚热则腠理开而气泄，聚寒则经络凝涩而气收。此外，劳损可致元气虚衰，积聚可使气机壅阻。古有"七气""九气"等名。因肺主一身之气，肾为元气之根，故气病与肺肾疾患关系密切。血病与气亦有密切联系，以气为血帅，气病常易导致血疾。气病严重者可出现心脑血管病、呼吸衰竭、神经衰弱、瘫痪、健忘、失眠重症等。

二、特效穴治疗

气病可选用中脘、足三里、气海、脾俞、百会、期门、太冲、三阴交、阴陵泉、膻中等穴，以上穴位能调养气的功能，预防和治疗气病。

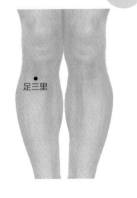

中脘 ▶ 【定　　位】在上腹部，前正中线上，脐中上4寸处，即胸骨下端至肚脐连线之中点。

【功效主治】本穴具有和胃健脾、理气祛湿的功能，是治疗消化系统疾病的要穴，可治疗食欲不振、泄泻、呕吐、腹痛、腹胀等气虚症状。

【保健方法】可用指端或掌根在穴上揉2～5分钟。或用掌心或四指按摩中脘5～10分钟。

足三里 ▶ 【定　　位】在小腿外侧，犊鼻下3寸，距离胫骨前缘一横指。

【功效主治】本穴是治疗消化系统疾病的第一要穴，又为全身强壮要穴，临床应用范围最广泛，有健脾补胃、调和胃肠、升降气机、补虚扶正、泄热宁神、疏通经络等功能。对气虚所致的食欲不振、四肢无力、腹胀、腹痛、泄泻、便秘等有良效。

【保健方法】每天用大拇指或中指按压足三里穴

1次，每次每穴按压5~10分钟，每分钟按压15~20次，注意每次按压要使足三里穴有针刺一样的酸胀、发热的感觉。也可用艾条做艾灸，每周艾灸足三里穴1~2次，每次灸15~20分钟，艾灸时应让艾条的温度稍高一点，使局部皮肤发红，艾条缓慢沿足三里穴上下移动，以不烧伤局部皮肤为度。以上两法只要使用其一，坚持2~3个月，就会使胃肠功能得到改善，使人精神焕发，精力充沛。

气海

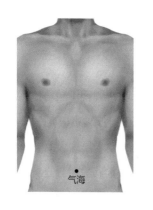

【定　　位】在下腹部，前正中线上，脐中下1.5寸。

【功效主治】本穴是人体强身保健要穴。前人有"气海一穴暖全身"之誉称，可调整全身虚弱状态，具有增加免疫及促进防卫的功能，对先天禀赋虚弱，后天劳损太过，大病新痊，产后体虚等证，表现为食欲不振、脏气虚惫、形体羸瘦、四肢乏力的症状均可取为补虚要穴。该穴对气机有良性调整作用，有补气益元、调经固精功能。可用于下焦气虚，有补气强身的作用。

【保健方法】本穴用拇指端按揉1~3分钟。可灸。

脾俞

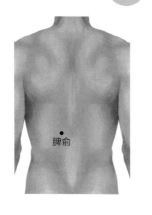

【定　　位】在背部，第11胸椎棘突下，后正中线旁开1.5寸处。

【功效主治】本穴为脾脏的背俞穴，具有调脾胃、补气血的作用，可用于对脾胃气虚、脾阳不振的保健调养，振奋精神，也可用于因脾胃功能失调出现的食欲不振、腹泻、便溏、呕吐、四肢乏力、水肿等症状。具有健脾利湿、升清止泻的功能。

【保健方法】用两拇指在两侧脾俞穴上按揉1~3分钟。

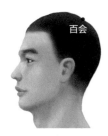

百会 ▶ 【定　　位】在头顶部，两耳尖直上，头顶正中。

【功效主治】本穴有升阳举陷的功效，治气陷脱肛、泄泻等症。常与长强等穴相伍治脱肛；与气海、关元等穴相伍治阴挺；与脾俞、肾俞等穴相伍治久泻；与印堂、三阴交等穴相伍治遗尿。

【保健方法】用拇指端按揉1～3分钟。可灸。

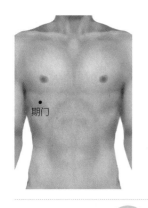

期门 ▶ 【定　　位】在胸部，乳头直下，第6肋间隙，前正中线旁开4寸。

【功效主治】本穴为足厥阴肝经腧穴，乃肝的募穴，又是肝经、脾经、阴维脉的交会穴。具有疏泄肝胆、调和表里、清热散邪、疏肝理气、活血化瘀、消痞散结的功效。用于治疗肝气郁滞的胸胁支满、胁肋胀痛、肝脾肿大、呕吐、呃逆、食欲不振、腹胀腹痛、乳痈等。

【保健方法】　可用艾炷灸3~5壮；或艾条灸3~10分钟。

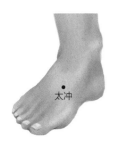

太冲 ▶ 【定　　位】在足背，第1、2跖骨结合部之前的凹陷中。

【功效主治】本穴是肝经的原穴（输穴），具有平肝息风、清热利湿、通络止痛等功效，主治黄疸、胁痛、呕逆、腹胀等肝胃病症。

【保健方法】本穴可以采用指压的方法进行自我按摩，揉太冲穴可给心脏供血，对情绪压抑，生闷气后产生的反应有疏泄作用。配合太冲穴向行间穴

49

方向推，起消除肝脏郁结的作用。每天每穴指压10～15分钟，局部要有酸胀的感觉。

三阴交  【定　　位】在小腿内侧，内踝尖直上3寸，胫骨后缘。

【功效主治】本穴属于足太阴脾经，功能滋补肝肾、补养精血、调经止带、健脾利湿，是治脾胃气虚阳弱病症的要穴。本穴能很好地治疗肢体倦怠、乏力、纳差、脾胃虚弱、消化不良、腹胀肠鸣、腹泻、月经不调、崩漏、带下、闭经、子宫脱垂、难产、产后血晕、恶露不绝、遗精、阳痿、阴茎中痛、水肿、小便不利、遗尿、膝脚痹痛、脚气、失眠、湿疹、荨麻疹、神经性皮炎、高血压等。

【保健方法】每天指压10～15分钟，局部要有酸胀的感觉。

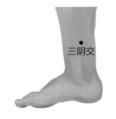

三阴交

阴陵泉 ▶ 【定　　位】在小腿内侧，胫骨内侧踝下缘与胫骨内侧缘之间的凹陷中。

【功效主治】本穴属于足太阴脾经的合穴，具有健脾利湿、固肠止泻、涩精止带、清热解毒、通利关节的作用。可治疗脾气虚弱所致的腹胀、腹痛、泄泻、水肿、黄疸、小便不利或失禁、膝痛等病症。

【保健方法】本穴可以采用指压的方法进行自我按摩，每天指压10～15分钟，局部要有酸胀的感觉。

阴陵泉

膻中  【定　　位】在胸部，前正中线上，平第4肋间隙，位于两乳头连线的中点。

【功效主治】本穴是八会穴中的气会穴，为调气要

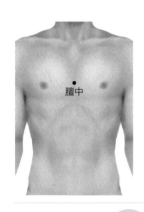
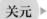

穴，尤为调治胸中气机的首选穴，具有很好的降气平喘的作用。

【保健方法】可自行按摩，每次5～10分钟，按揉时穴位局部产生酸麻酸重感效果更好，并同时配合按揉拍打各穴所属的经脉，共同增强防病祛病之功效。

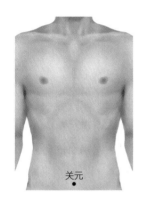

关元 ▶ 【定　　位】在下腹部，前正中线上，脐中下3寸。

【功效主治】本穴是补养肾气、强壮身体、增强机体免疫力的第一要穴，有培元固本、温经散邪功能，是全身四大强壮要穴之一，对先天禀赋虚损，后天劳伤太过，或病后、产后体虚，均有极佳的强壮作用。

【保健方法】可自行按摩，每次5～10分钟，按揉时穴位局部产生酸麻酸重感效果更好，并同时配合按揉拍打各穴所属的经脉，共同增强防病祛病之功效。

三、日常调理

1／饮食调理

注意营养的摄取，可多食具有益气健脾作用的食物，如黄豆、白扁豆、鸡肉、鹌鹑肉、泥鳅、香菇、大枣、桂圆、蜂蜜等。少食具有耗气作用的食物，如槟榔、空心菜、生萝卜等。

2／注意起居

起居宜有规律，夏季应适当午睡，保持充足的睡眠。平时要注意保暖，避免劳动或激烈运动时出汗受风。不要过于劳作，以免损伤元气。

3 / 体育
锻炼

可做一些柔缓的运动，如在公园、广场、庭院、湖畔、河边、山坡等空气清新之处散步、打太极拳、做操等，并持之以恒。平时可自行按摩足三里穴以健脾补气。不宜做大负荷运动和大出汗的运动，忌用猛力和做长久憋气的运动，以免耗损元气。

4 / 情志
调摄

多参加有益的社会活动，多与别人交谈、沟通。以积极进取的态度应对生活。

第三节　调血特效穴位

一、概述

血行脉中，运行全身，起滋养濡润全身脏腑组织的作用。血病主要表现为血虚不足、血行障碍、血热妄行等类型，即血虚、血瘀、血热、血寒。①血虚：大病、久病、产后、外伤等耗伤阴血，或脏腑功能减弱，影响血的化生，均可形成血虚证。血虚证的临床表现为头晕眼花、心悸失眠、手足发麻、面色萎黄无华、爪甲淡白、舌淡、脉细等。②血瘀：七情郁结，寒邪侵袭，气虚无力推动或跌打损伤等均可导致血液运行不畅、停滞不行，出现血瘀证。其临床特征是固定性刺痛、拒按，甚者有肿块，面唇晦暗，舌有瘀点、瘀斑，脉涩等。③血热：由外感温热病毒，或脏腑火热炽盛，热迫血分而成。血热证的临床表现，如温热病以高热，神昏，咯血、吐血、尿血、衄血，或皮肤斑疹，舌红绛，脉弦数等为主。一般杂病以各种出血，皮肤痒疹等多见。④血寒：由阴寒之邪侵犯血分，以致血脉凝滞、收引而成。血寒证临床表现为手足或少腹冷痛、手足厥冷而色青紫、妇女月经后期、痛经而经色紫黯夹有血块、舌暗淡、苔白、脉沉涩等。

二、特效穴位

（一）血虚证

血虚证，是指血液亏虚，脏腑百脉失养，表现全身虚弱的症候。血虚证的形成，有禀赋不足；或脾胃虚弱，生化乏源；或各种急、慢性出血；或久病不愈；或思虑过度，暗耗阴血；或瘀血阻络新血不生；或因患肠寄生虫病而致。

临床表现：面白无华或萎黄，唇色淡白，爪甲苍白，头晕眼花，心悸失眠，手足发麻，妇女经血量少色淡，经期错后或闭经，舌淡苔白，脉细无力。

特效穴位：膈俞、脾俞、血海、三阴交和足三里。

膈俞 ▶ 【定　　位】在背部，第7胸椎棘突下，后正中线旁开1.5寸处。

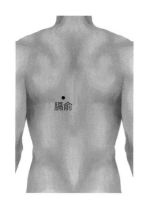
膈俞

【功效主治】本穴为八会穴之一，血会膈俞。具有调理脾胃、补益气血、降逆平喘的作用，为补血第一要穴。本穴是唯一直接作用于血虚的穴位，主要用于缺铁性贫血，对其他原因导致的贫血，如营养不良性巨幼细胞贫血、阵发性睡眠性血红蛋白尿症等也有辅助治疗作用。膈俞还有明显的降气逆作用，可以引血下行，对上窍出血（咯血、吐血、衄血）有效。

【保健方法】可用两拇指在膈俞穴上按揉1～3分钟。也可艾炷灸5～7壮，或艾条温和灸10～15分钟。

脾俞 ▶ 【定　　位】在背部，第11胸椎棘突下，后正中线旁开1.5寸处。

【功效主治】本穴为脾脏的背俞穴，是健脾要穴，具有调脾胃、补气血的作用，可用于脾胃气虚、脾阳不振的保健调养，振奋精神，也可用于因脾胃功

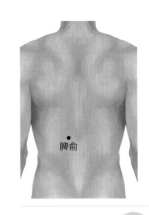

脾俞

能失调出现的食欲不振、腹泻、便溏、呕吐、四肢乏力、水肿等，有健脾利湿、升清止泻的功能。

【保健方法】用两拇指在两侧脾俞穴上按揉1~3分钟。

血海 ▶

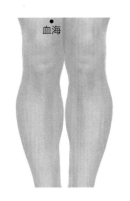

血海

【定　位】屈膝，在大腿内侧，髌底内侧端上2寸，股四头肌内侧头的隆起处。

【功效主治】本穴是治血要穴，妇科病以调理气血为主，故本穴为妇产科最常用的主穴之一，有活血调经、凉血止血、疏风祛湿的功能。对辨证属于气血凝滞、瘀血内停或热蕴血分、迫血妄行的妇科病有效，如功能性子宫出血、痛经、闭经、经前期紧张综合征等。对腰以下皮肤瘙痒性疾病有效，如湿疹、荨麻疹、皮肤瘙痒症、神经性皮炎等。

【保健方法】可按揉3~5分钟，或艾炷灸3~5壮，或艾条灸5~10分钟。

三阴交 ▶

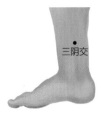

三阴交

【定　位】在小腿内侧，内踝尖直上3寸，胫骨后缘。

【功效主治】本穴属于足太阴脾经穴，功能滋补肝肾、补养精血、调经止带、健脾利湿，是辨证属于肾水不足、肝血虚弱、瘀血内停的妇科病、男科病的首选要穴。此穴为足太阴脾经、足少阴肾经、足厥阴肝经交会穴，因此应用广泛，除可健脾益血外，也可调肝补肾。本穴亦有安神之效，可帮助睡眠。

【保健方法】可用两拇指在本穴上按揉1~3分钟。

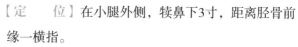

也可艾炷灸5~7壮，或艾条温和灸10~15分钟。

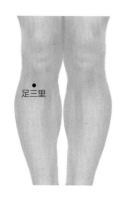

足三里 ▶ 【定　　位】在小腿外侧，犊鼻下3寸，距离胫骨前缘一横指。

【功效主治】本穴是治疗消化系统疾病的第一要穴，又为全身强壮要穴，临床应用广泛，具有健脾补胃、调和胃肠、升降气机、补虚扶正、泄热宁神、疏通经络等功能。对气虚所致的食欲不振、四肢无力、腹胀、腹痛、泄泻、便秘等有良效。

【保健方法】可用两拇指在本穴上按揉1~3分钟。也可艾炷灸5~7壮，或艾条温和灸10~15分钟。

（二）血瘀证

血瘀证，是指因瘀血内阻所引起的一些证候。形成血瘀证的原因有：寒邪凝滞，以致血液瘀阻；或由气滞而引起血瘀；或因气虚推动无力，血液瘀滞；或因外伤及其他原因造成血液流溢脉外，不能及时排出和消散所形成。

临床表现：疼痛如针刺刀割，痛有定处，拒按，常在夜间加剧。肿块在体表者，色呈青紫；在腹内者，紧硬按之不移，称为癥积。出血反复不止，色泽紫暗，中夹血块，或大便色黑如柏油。面色黧黑，肌肤甲错，口唇爪甲紫暗，或皮下紫斑，或肤表丝状如缕，或腹部青筋外露，或下肢青筋胀痛等。妇女常见经闭。舌质紫暗，或见瘀斑瘀点，脉象细涩。

特效穴位以受伤局部腧穴为主。具有祛瘀消肿、通络止痛的功效，以疏通局部的经络，散除局部的气血壅滞，使通则不痛。也可根据受伤部位的经络所在，配合循经远取，如腰部正中扭伤病在督脉，可远取人中、后溪；因手阳明经筋挟脊内，腰椎一侧或两侧（紧靠腰椎处）疼痛明显者可取手三里或三间。还可根据受伤部位的经络所在，在其上下循经邻近取穴，如膝内侧扭伤病在足太阴脾经者，除用阿是穴外，可在扭伤部位其上取血海、其下取阴陵泉，以疏通脾经气血。

因为手足同名经脉气相通，故关节扭伤还可应用手足同名经取穴法，又称关节对应取穴法，治疗关节扭伤疗效甚捷。方法是踝关节与腕关节对应，膝关节与肘关节对应，髋关节与肩关节对应。例如踝关节外侧昆仑穴、申脉穴处扭伤，病在足太阳经，可在对侧腕关节手太阳经养老穴、阳谷穴处寻找有最明显压痛的穴位针之或按之；再如膝关节内上侧扭伤，病在足太阴经，可在对侧肘关节手太阴经尺泽穴处寻找最明显压痛点针之或按之。陈旧性损伤可用灸法。

（三）血热证

血热证，是指脏腑火热炽盛，热迫血分所表现的证候。本证多由烦劳、嗜酒、恼怒伤肝、房事过度等因素引起。

临床表现：心烦，口渴，小便短赤，大便干结，月经量多，舌红绛，脉滑数。

特效穴位：曲池、水泉、血海、气海、三阴交。

曲池 ▶ 【定　　位】屈肘成直角，在肘横纹外侧端与肱骨外上髁连线中点。完全屈肘时，在肘横纹外侧端处。

【功效主治】本穴是手阳明大肠经的合穴，具有散风清热、消肿止痛、调和气血、疏通经络的功能，对脏腑火热炽盛，热迫血分诸症如咯血、吐血、尿血、衄血、便血、妇女月经先期等有效。

【保健方法】可用拇指在本穴上按揉1~3分钟。也可艾炷灸5~7壮，或艾条温和灸10~15分钟。

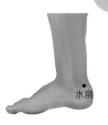

水泉 ▶ 【定　　位】在足内侧，内踝后下方，太溪穴（在足内侧，内踝尖与跟腱之间的凹陷中）直下1寸，跟骨结节的内侧凹陷处。

【功效主治】本穴是足少阴肾经的郄穴，可治疗血热、月经不调、痛经等。

【保健方法】可用两拇指在本穴上按揉1~3分钟。

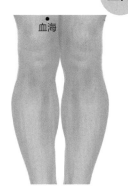

血海 ▶ 【定　　位】屈膝，在大腿内侧，髌底内侧端上2寸，股四头肌内侧头的隆起处。

【功效主治】本穴为足太阴脾经穴，有活血调经、凉血止血、疏风祛湿的功能。对热蕴血分、迫血妄行的妇科病有效，如功能性子宫出血、痛经、经前期紧张综合征等。

【保健方法】可按揉3～5分钟；或艾炷灸3～5壮；或艾条灸5～10分钟。

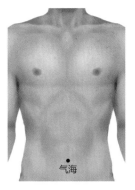

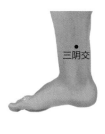

气海、三阴交

气海位于下腹部，前正中线上，脐中下1.5寸处。此穴为任脉经穴，可调一身之气；三阴交位于下肢内侧，内踝尖直上3寸，胫骨后缘。此穴为足太阴脾经经穴，且与肝经、肾经交会，气为血帅，脾司统血，两穴相配具有和血调经之功能。

（四）血寒证

血寒证，是指局部脉络寒凝气滞，血行不畅所表现的证候。常由感受寒邪引起。

临床表现：手足或少腹冷痛，肤色紫暗发凉，喜暖恶寒，得温痛减，妇女月经后期，痛经而经色紫黯夹有血块，舌紫暗，苔白，脉沉迟涩。

特效穴位：命门、肾俞、关元、涌泉。

命门 ▶ 【定　　位】在腰部，后正中线上，第2腰椎棘突下凹陷中。

【功效主治】本穴有温肾壮阳、培元补肾的功能，是治疗肾阳不足，命门火衰而致的腰痛、男性性功

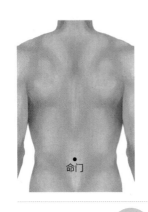

命门

能障碍、妇科病的第一要穴，如手足逆冷、虚损腰痛、脊强反折、遗尿、尿频、泄泻、遗精、白浊、阳痿、早泄、遗精、男性不育、经行后期、经量过少、白带过多、不孕症等。

【保健方法】可每日按揉此穴3~5分钟或隔附子饼灸。

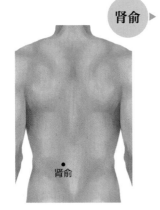

肾俞

肾俞 ▶ 【定　　位】在腰部，第2腰椎棘突下，后正中线旁开1.5寸。

【功效主治】本穴属于足太阳膀胱经，具有益肾助阳、强腰利水的作用。可治男性性功能障碍、妇科疾病及辨证为肾虚引起的遗尿、尿频、腰酸乏力、耳鸣、耳聋等。

【保健方法】用两拇指在两侧肾俞穴上按揉1~3分钟。或艾炷灸或温针灸5~7壮，艾条温灸10~15分钟。

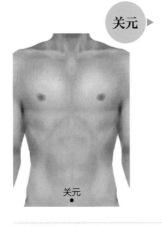

关元

关元 ▶ 【定　　位】在下腹部，前正中线上，脐中下3寸。

【功效主治】本穴属于任脉上的穴位，是补养肾气、强壮身体、增强机体免疫力的第一要穴，有培元固本、温经散邪的功效，是全身三大强壮要穴之一，对先天禀赋虚损，后天劳伤太过，或病后、产后体虚，均有极佳的强壮作用。

【保健方法】可隔附子饼灸3~5壮，艾条温灸10~15分钟。

涌泉 ▶ 【定　　位】在足底，正坐或者仰卧，翘足，足趾向下卷时足前部的凹陷处，约相当于足底二、三趾趾缝纹头端与足跟连线的前1/3与后2/3交界处。

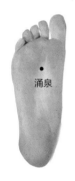

涌泉

【功效主治】本穴为足少阴肾经脉气所出之井穴，具有滋阴补肾、息风开窍的功能，可治疗呕吐、腹泻昏厥、头痛、休克、中暑、偏瘫、耳鸣、肾炎、阳痿、遗精、各类妇科病和生殖系统疾病。本穴是人体长寿穴，经常按摩此穴，则肾精充足、耳聪目明、发育良好、精力充沛、性功能强盛、腰膝壮实不软、行走有力。

【保健方法】用拇指指腹自足跟推向足尖，称推涌泉，推100～500次。或用拇指端在穴位上按揉30～50次。

第四节　滋阴特效穴位

一、什么是阴虚

阴虚是指体内津液精血等阴液亏少而无以制阳，滋润、濡养等作用减退所表现的虚热证候。属虚证、热证的性质。

病因：阴虚多由热病之后，或杂病日久、伤耗阴液，或因五志过极、房事不节、过服温燥之品等，使阴液暗耗而成。阴液亏少，则机体失却濡润滋养，同时由于阴不制阳，则阳热之气相对偏旺而生内热，故表现为一派虚热、干燥不润、虚火躁扰不宁的证候。

临床表现：以形体消瘦，口燥咽干，潮热颧红，五心烦热，盗汗，小便短黄，大便干结，舌红少津少苔，脉细数等为症候特征。并具有病程长、病势缓等虚证的特点。

二、特效穴位

滋阴特效穴位有太溪、照海、三阴交、肾俞等。

太溪 ▶ 【定　　位】在足内侧，内踝后方，内踝尖与跟腱之间的凹陷处。

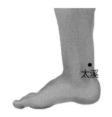

【功效主治】本穴是足少阴肾经的原穴、输穴，有滋阴补肾、益气填精的功效。本穴主治咽喉肿痛、齿痛龈肿、耳聋耳鸣等，是补肾的主穴之一，治疗范围较广，还可用于肾精不足、肾气不足、肾阴虚引起的多种病症，如视力减退、咳嗽、气喘、咯血、消渴、不寐、遗精、阳痿、月经不调、小便频数、腰背痛、足跟痛等。

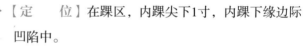

照海 ▶ 【定　　位】在踝区，内踝尖下1寸，内踝下缘边际凹陷中。

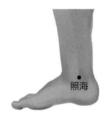

【功效主治】本穴是足少阴肾经的穴位，有滋阴宁神、调经止痛、利咽散结的功能，对辨证属于肾阴不足、阴虚内热的各种妇科病有效，如月经不调、痛经、赤白带下、阴挺、阴痒、疝气、小便频数等，对部分咽喉病有效，如慢性咽炎、癔病型喉中异物感。

三阴交 ▶ 【定　　位】在小腿内侧，内踝尖直上3寸，胫骨后缘。

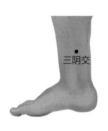

【功效主治】本穴属于足太阴脾经，功能为滋补肝肾、补养精血、调经止带、健脾利湿，对辨证属于肾水不足、肝血虚弱、瘀血内停的妇科病、男科病为首选要穴。此穴为足太阴脾经、足少阴肾经、足厥阴肝经交会之处，因此应用广泛，除可健脾益血外，也可调肝补肾。本穴亦有安神之效，可帮助睡眠。

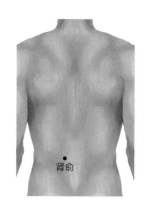

肾俞 ▶ 【定　　位】在腰部，第2腰椎棘突下，后正中线旁开1.5寸。

【功效主治】本穴属于足太阳膀胱经，功专补肾，为滋阴补肾的第一要穴，有益肾滋阴、摄精利水的功能。可治男性性功能障碍、肾虚腰痛、属于肾虚的妇科疾病及多种辨证为肾虚的病症，如遗尿、尿频、腰酸乏力、耳鸣、耳聋等。

【保健方法】每天用大拇指或中指按压每穴1次，每次每穴按压5～10分钟，每分钟按压15～20次，注意每次按压要使各穴有针刺一样的酸胀、发热的感觉；或每周艾灸各穴1～2次，每次灸15～20分钟，艾灸时应让艾条的温度稍高一点，使局部皮肤发红，以不烧伤局部皮肤为度。以上两法只要使用其一，坚持2～3个月，就会使人精神焕发，精力充沛。

三、日常调理

1／饮食调理　可多食猪肉、鸭肉、冬瓜、赤小豆、海蜇、荸荠、芝麻、百合等甘凉滋润之品，少食羊肉、狗肉、韭菜、辣椒、葱、蒜等性温燥烈之品。

2／注意起居　起居应有规律，居住环境应安静。可早睡早起，避免熬夜、剧烈运动和高温酷暑下工作。宜节制房事。戒烟酒，防止热毒伤阴。

3／体育锻炼　适合做中小强度、间歇性的身体练习，可选择太极拳、太极剑、气功等动静结合的传统健身项目。锻炼时要控制出汗量，及时补充水分。皮肤干燥甚者，可多游泳。不宜洗桑拿。

第五节　补阳特效穴位

一、什么是阳虚

阳虚，指阳气虚衰的病理现象。阳气有温暖肢体、脏腑的作用，如阳虚则机体功能减退，容易出现虚寒的征象。常见的有胃阳虚、脾阳虚、肾阳虚等。阳虚主症为畏寒肢冷、面色苍白、大便溏薄、小便清长、脉沉微无力等。

临床表现：

1——**畏寒怕冷，四肢不温**　这是阳虚最主要的症状。阳气犹如自然界的太阳，阳气不足，则内环境就会处于一种"寒冷"状态。

2——**完谷不化**　指的是大便中夹杂未消化食物。古人对此现象的产生有一个形象的比喻，食物的消化就好比要把生米煮成熟饭，胃就好比是煮饭的锅子，而阳气就好比是煮饭用的火，没有"火"，米就无法煮成"饭"。所以当阳气不足时，则进入胃中的食物也就无法很好地"腐熟"（消化），而直接从肠道排出。

3——**精神不振**　阳气不足，细胞的生命活动衰退，所以表现为萎靡懒动。

4——**舌淡而胖，或有齿痕**　体内水分的消耗与代谢，取决于阳气的蒸腾作用。如果阳气衰微，对水液蒸腾消耗不足，则多余水分蓄积体内，导致舌体胖大。舌体胖大，受牙齿挤压而出现齿痕。

5——**脉象沉细**　阳气不足，不能鼓动脉管，所以脉象沉细无力。

二、特效穴位

补阳特效穴位有内关、通里、关元、脾俞、胃俞、中脘、足三里、肾俞、命门、气海。

内关 ▶ 【定　位】在前臂正中，腕横纹上2寸，掌长肌腱与桡侧腕屈肌腱之间。

【功效主治】本穴为人体手厥阴心包经上的重要穴位之一，又是八脉交会穴之一，能通阴维脉，是多种疾病按摩治疗时的首选穴。本穴有宽胸理气、化瘀止痛、降逆止呕、安神解郁的功能，是治心、胸、胃疾病的第一要穴。如孕吐、晕车、手臂疼痛、头痛、眼睛充血、恶心想吐、胸肋痛、上腹痛、心绞痛、月经痛、呃逆、腹泻、精神异常等。

【保健方法】可自行按摩，每次5～10分钟，按揉时穴位局部产生酸麻酸重感效果更好，并同时配合按揉拍打各穴所属的经脉，共同增强防病祛病之功效。

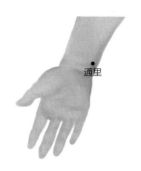
内关

通里 ▶ 【定　位】在前臂掌侧，尺侧腕屈肌腱的桡侧缘，腕掌侧远端横纹上1寸。

【功效主治】本穴为手少阴心经络穴，其络从此别走手太阳小肠经，故有调和表里两经气血的作用，可治心悸、怔忡、暴喑、舌强不语、腕臂痛、头晕、眼花、手颤等。

【保健方法】可自行按摩，每次5～10分钟，按揉时穴位局部产生酸麻酸重感效果更好，并同时配合按揉拍打各穴所属的经脉，共同增强防病祛病之功效。

通里

关元 ▶ 【定　　位】在下腹部，前正中线上，脐中下3寸。

【功效主治】本穴属于任脉穴位，具有培元固本、温阳固脱的功能，是全身四大强壮要穴之一，对先天禀赋虚损，后天劳伤太过，或病后、产后体虚，均有极佳的强壮作用。如神经衰弱、中风脱证、肾虚气喘、遗精、阳痿、功能性子宫出血、子宫脱垂、晕厥、休克等。

【保健方法】可自行按摩，每次5～10分钟，按揉时穴位局部产生酸麻酸重感效果更好，并同时配合按揉拍打各穴所属的经脉，共同增强防病祛病之功效。

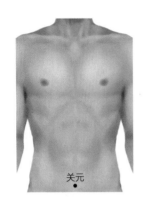

脾俞 ▶ 【定　　位】在背部，第11胸椎棘突下，后正中线旁开1.5寸处。

【功效主治】本穴为脾脏的背俞穴，是健脾要穴，具有调脾胃、补气血的作用，可用于脾胃气虚、脾阳不振的保健调养，振奋精神，也可用于因脾胃功能失调出现的食欲不振、腹泻、便溏、呕吐、四肢乏力、水肿等。

【保健方法】可自行按摩，每次5～10分钟，按揉时穴位局部产生酸麻酸重感效果更好，并同时配合按揉拍打各穴所属的经脉，共同增强防病祛病之功效。

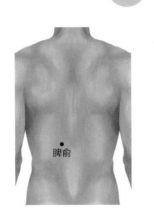

胃俞 ▶ 【定　　位】在背部，第12胸椎棘突下，后正中线旁开1.5寸。

【功效主治】本穴是胃气转输、输注之处，又是治胃病的要穴，具有调中和胃、化湿消滞、扶中补虚、消胀除满之功，用于治疗胃炎、胃溃疡、胃扩张、胃下垂、胃痉挛、肝炎、腮腺炎、肠炎、痢疾、糖尿病、失眠等。

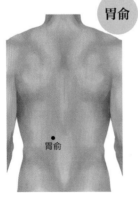

【保健方法】可用拇指或食指点按或艾炷灸或温针灸5~7壮，艾条温灸10~15分钟。

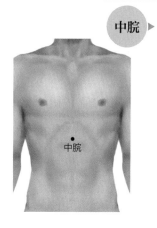

中脘▶【定　　位】在上腹部，前正中线上，脐中上4寸处，即胸骨下端至肚脐连线之中点。

【功效主治】本穴具有和胃健脾、理气祛湿的功能，是治疗消化系统疾病的要穴，可治疗食欲不振、泄泻、呕吐、腹痛、腹胀等气虚症状。

【保健方法】可用指端或掌根在穴上揉2~5分钟。或用掌心或四指摩中脘5~10分钟。

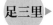

足三里▶【定　　位】在小腿外侧，犊鼻下3寸，距离胫骨前缘一横指。

【功效主治】本穴是治疗消化系统疾病的第一要穴，又为全身强壮要穴，临床应用范围最广泛，有健脾补胃、调和胃肠、升降气机、补虚扶正、泄热宁神、疏通经络等功能。对气虚所致的食欲不振、四肢无力、腹胀、腹痛、泄泻、便秘等有良效。

【保健方法】每天用大拇指或中指按压足三里穴1次，每次按压5~10分钟，每分钟按压15~20次，注意每次按压要使足三里穴有针刺一样的酸胀、发热的感觉；或用艾条做艾灸，每周艾灸足三里穴1~2次，每次灸15~20分钟，艾灸时应让艾条的温度稍高一点，使局部皮肤发红，艾条缓慢沿足三里穴上下移动，以不烧伤局部皮肤为度。以上两法只要使用其一，坚持2~3个月，就能使胃肠功能得到改善，使人精神焕发，精力充沛。

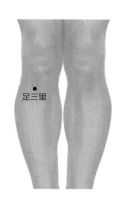

肾俞 ▶ 【定 位】在腰部，第2腰椎棘突下，旁开1.5寸。

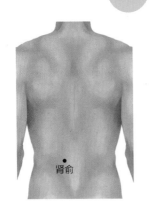

【功效主治】本穴属于足太阳膀胱经，功专补肾，为补肾的第一要穴，有益肾、滋阴壮阳、摄精利水的功能。可治男性性功能障碍、肾虚腰痛、属于肾虚的妇科疾病及多种辨证为肾虚的病症，如遗尿、尿频、腰酸乏力、耳鸣、耳聋等。

【保健方法】用两拇指在两侧肾俞穴上按揉1~3分钟。或艾炷灸或温针灸5~7壮，艾条温灸10~15分钟。

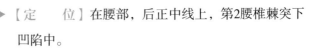

命门 ▶ 【定 位】在腰部，后正中线上，第2腰椎棘突下凹陷中。

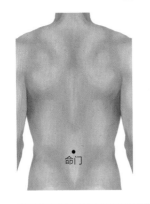

【功效主治】本穴有温肾壮阳、培元补肾的功能，是治疗肾阳不足、命门火衰而致的腰痛、男性性功能障碍、妇科病的第一要穴，如手足逆冷、虚损腰痛、脊强反折、遗尿、尿频、泄泻、遗精、白浊、阳痿、早泄、遗精、男性不育、经行后期、经量过少、白带过多、不孕症等。

【保健方法】可每日按揉此穴3~5分钟或隔附子饼灸。

气海 ▶ 【定 位】在下腹部，前正中线上，脐中下1.5寸处。

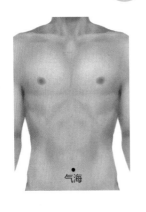

【功效主治】本穴是人体强身保健要穴。前人有"气海一穴暖全身"之誉称，可调整全身虚弱状态，增加免疫及促防卫功能，对先天禀赋虚弱、后天劳损太过、大病新痊、产后体虚等证，表现为食欲不振、脏气虚惫、形体羸瘦、四肢乏力的症状均可取为补虚要穴。该穴对气机有良性调整作用，有补气益元、调经固精功能。本穴可用于下焦气虚，有补气强身的作用。

【保健方法】本穴用拇指端按揉1~3分钟。可灸。

三、日常调理

1 **饮食**
调理

平时可多食牛肉、羊肉、狗肉、鳝鱼、韭菜、生姜等甘温益气之品。少食黄瓜、柿子、冬瓜、藕、莴苣、梨、西瓜、荸荠等生冷寒凉食物，少饮绿茶。

2 **注意**
起居

居住环境应空气流通，秋冬注意保暖。夏季避免长时间待在空调房间，可在自然环境下纳凉，但不要睡在穿风的过道上及露天空旷之处。防止出汗过多，适当进行户外活动。保持充足的睡眠。

3 **体育**
锻炼

可做一些舒缓柔和的运动，如慢跑、散步、打太极拳。夏天不宜做过分剧烈的运动，以免损伤阳气；冬天避免在大风、大寒、大雾、大雪及空气污染的环境中锻炼，以免感受寒湿之邪而损伤阳气。

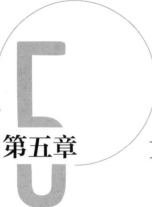

第五章 女性美容养颜特效穴位

一、概述

我们知道，爱美的女人喜欢在脸上下功夫，花钱买护肤品，一般的美容方法，只是局部的皮肤营养美容，而中医讲究整体观念，人们的外部容貌也是人体有机整体的一部分，一个人容貌漂亮与否，实际上与脏腑、经络、气血有密切联系。只有脏腑功能正常、气血旺盛，才能保持青春、容光焕发。因此，中医美容，都是由内而外，从补益脏腑，调理经络气血着手，这是美容的根本方法。可以通过刺激穴位，调节人体的神经、体液及内分泌器官的功能，促进新陈代谢，从而达到美容的目的。当然，在我们的脸上藏着很多个"美容穴"，我们通过按摩这些穴位，能起到很好的保养效果，而且穴位按摩，不需要花一分钱，是最超值的美容方法。

例如

缓解眼睛疲劳和眼周浮肿的穴位有攒竹穴、太阳穴、承泣穴

消除脸部浮肿的穴位有颊车穴、天突穴、迎香穴

减少额头皱纹的穴位有鱼腰穴等

通过刺激面部经络腧穴，使血管扩张，促进血液循环、淋巴循环，增加局部营养供应，替皮肤各层组织补充营养和水分；通过针刺刺激，促进局部肌肉收缩，增强肌肉弹性，预防肌肉松弛，可用于防治皱纹等。

二、面部美容的常用穴位

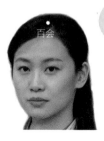

百会 ▶ 【定　　位】两耳尖直上，头顶正中。

【功效主治】本穴属督脉之穴，功能为升阳祛湿、清头醒脑，可以起到安定精神、预防饮食过量、预防便秘的作用。

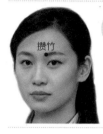

攒竹 ▶ 【定　　位】眉头下方凹陷之处即是。

【功效主治】本穴为足太阳膀胱经上的穴位，功能为散风镇痉、清热明目。此穴位可以缓和眼睛的疲劳和眼部四周的浮肿不适。

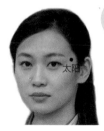

太阳 ▶ 【定　　位】眉梢与外眼角连线中点，向后约一横指的凹陷中。

【功效主治】本穴属经外奇穴，有清热散风、解痉止痛的作用，此穴位可促进新陈代谢，消除眼睛疲劳、浮肿。

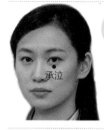

承泣 ▶ 【定　　位】在眼球正下方，约在眼廓骨附近。

【功效主治】本穴属足阳明胃经穴位，有散风清热、明目止泪的作用，由于有胃下垂的人眼袋容易松弛，此穴能提高胃部功能，从而预防眼袋松弛。

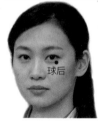

球后 ▶ 【定　　位】在眶下缘的外1/4与内3/4交点处。

【功效主治】本穴属经外奇穴，主治视神经萎缩、视神经炎、近视、青光眼、玻璃体浑浊、内斜视等。此穴位能调整小肠功能，帮助吸收，从而使人容光焕发。

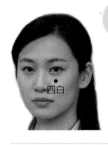

四白 ▶ 【定　　位】在眼球正下方，眼眶下缘的骨骼凹陷中。

【功效主治】本穴属足阳明胃经穴位，又称美白穴，是面部美容必不可少的穴位之一。

【保健方法】每天坚持按摩3~5分钟，有神奇的美白功效。

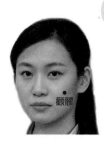

颧髎 ▶ 【定　　位】外眼角直下，颧骨下凹陷中。

【功效主治】本穴属手太阳小肠经穴位，具有疏经活络、美颜消皱的神奇功效，也是面部美容常用穴位之一。

【保健方法】按揉时，位置可稍向上，按摩颧骨隆起处，效果更为理想。

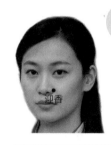

迎香 ▶ 【定　　位】在鼻翼外缘中点旁，鼻唇沟中。

【功效主治】本穴属手阳明大肠经穴位，有散风清热、通利鼻窍、疏通面部经络的功能。此穴位不仅可以消除眼部浮肿、预防肌肤松弛，还能减轻肩膀酸痛及鼻塞。

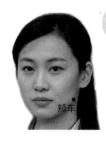

颊车 ▶ 【定　　位】在下颌角前上方约一横指，按之凹陷处，咀嚼时咬肌隆起最高点。

【功效主治】本穴为足阳明胃经穴位，有散风清热、开关通络的作用。此穴位可以有效消除因摄取过多的糖分所造成的肥胖，消除脸颊的浮肿。

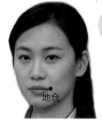

地仓 ▶ 【定　　位】口角旁0.4寸，即目正视，瞳孔直下与口角水平的交点处。

【功效主治】本穴属足阳明胃经穴位，又为手阳明经、阳跷脉之交会穴，具有疏风散寒、调和气血、通络荣筋之功，尤其对唇颊部经筋有良性调整作用。胃部如果持续处于高温状态，就会促进食欲，所以此穴的功能是降低胃温、抑制食欲。

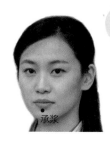

承浆 ▶ 【定　　位】颏唇沟的正中凹陷处。

【功效主治】本穴属任脉穴位，具有生津敛液、舒筋活络的功能。主治流涎、口㖞、面肿、消渴等。它能控制激素的分泌，保持肌肤的张力，预防脸部松弛，消除胸部浮肿。

保健方法：美容通常选用的穴位还有合谷、曲池、血海、风市、肺俞、肾俞、足三里、三阴交、天突、中脘、关元、长强等。如遇特殊需要，可局部取穴、远部选穴配合，以对症选穴为原则。局部选穴是就近选取腧穴进行按摩，比如祛除眼袋，可以选睛明、瞳子髎；祛除鼻部雀斑，可以取迎香、巨髎等。远部选穴多数是循本经取穴，如面部痤疮，属于肺系病变，可取太渊、鱼际；如属脾胃不和者，可取太白、三阴交等。局部取穴可以通筋活络，改善循环，促进表皮细胞新陈代谢以消除斑点、斑疵，并能增强肌肉弹性，而全身取穴则着重于平衡脏腑，调节各系统的功能以达到美容的目的。

　　按摩最好在洗浴后进行，因为沐浴后，血液循环加快，体温上升，容易产生较好的效果。入睡前，以轻松的心情按摩脸部，对皮肤弹性的恢复很有帮助。早晨起来或是午饭后也可以，一般来说用食指或中指的指尖按摩，没有特别方向，每个穴位2～3分钟，感到穴位酸胀为好。通过刺激面部的穴位，让疲劳、浮肿的脸恢复活力，能够补益脏腑、消肿散结、调理气血，从而减轻或消除影响容貌的某些生理或病理性疾患，进而达到强身健体、延缓衰老、美容养颜的目的。你只需每天1次，2个星期后，就会看到效果。按摩时需注意：①按摩前需彻底清洁肌肤，最好在每日清晨清洁后或睡前洗浴后进行。②应注意手法的训练，按摩手法应以轻柔为好；每次选用穴位也不宜过多，以5～8穴为宜；按摩的时间一般不超过30分钟，以免皮肤过度疲劳而起到适得其反的作用。③按摩具有良好的美容效果，需持之以恒地进行。

艾灸美容是采用先在头部的主要穴位（以上介绍的穴位）施灸，然后再在身体上的穴位（关元、足三里、三阴交等）施灸的办法，利用身体和面部穴位一同对证调理女性的身体体质，可以说是给女性朋友整个身体"做美容"。一般脸上的每个穴位施灸3～4分钟，身体上的每个穴位施灸5～6分钟，大概1小时左右完成，如果能用艾灸坚持这样做几个疗程，女性们可以很明显地感觉到皮肤红润光洁，身体很舒服，精神也更加饱满。这都是化学护肤品美容所达不到的效果。

三、面部按摩方法

紧张、忙碌的生活，常常令都市女性只注重化妆却忽略对皮肤的护理保养。有不少人都认为皮肤按摩、护理很费时间，又麻烦，所以不能坚持下去，省去了这一重要环节。其实只要掌握正确的方法，你就能在短时间内进行面部保养。这里介绍一种"五分钟脸部按摩美容法"。

（一）消除眼下皱纹 1分钟

在眼区抹些眼霜。将双手的食指按在双眼两侧，中指按在眉梢下端；用力把皮肤和肌肉朝太阳穴方向拉，直到眼睛感到绷紧为止。双眼闭张6下，松手休息。重复6遍。

（二）消除眼角皱纹 1分钟

将食指或中指按在双眼两侧，轻闭双眼，同时用中指或无名指撑住眼皮，当眼皮垂下时，手指缓缓地朝两旁耳朵方向拉；从1数到5，然后松手休息。重复6次。

（三）消除前额皱纹 *1分钟*

双手合掌，拇指朝向脸部靠在额正中，两手上下移动，拇指至手腕部分的肌肉按摩额；以同样的方法从额的一侧（太阳穴开始）按摩至另一侧，缓慢来回做3次，放松、休息。重复2次。记住要在额上涂些护肤霜。

（四）健美下巴 *1分钟*

先在下巴上涂些护肤霜。用右手中指从左侧嘴角的下端开始，用力按摩下巴左半部分，来回10次；再调转方向，用左手中指按摩下巴右半部分。还可以用手指将下巴尽量往上推，使下唇紧贴上唇，从1数到15，放松。

（五）健美脸颊肌肉 *1分钟*

先涂护肤霜。将食指或中指按在嘴边，然后轻轻推向鼻子，再用力把手指经过脸颊，拉向两旁耳朵方向。

面部按摩要求手法要稳定，部位要准确，有节奏感，动作灵活、轻盈、刚劲、柔和，力度要适中，快而有序。

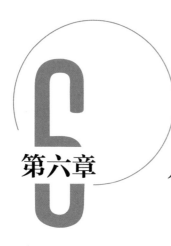

第六章　儿童保健特效穴位

一、小儿生理病理特点

小儿自出生到成年，处于不断生长发育过程中，其身体的各种组织器官、各种生理功能都处于尚未成熟状态，都与成人有所不同，年龄越小，表现越显著。因此不能简单地把小儿看成是成人的缩影。中医对小儿生理病理特点的论述很多，归纳起来，生理特点主要表现为脏腑娇嫩、形气未充，生机蓬勃、发育迅速，病理特点主要表现为患病容易、变化迅速，脏腑清灵、易趋康复。掌握这些特点，对了解小儿的生长发育、疾病防治，均有极其重要的意义。

≈ 生理特点

1 脏腑娇嫩，形气未充　脏指五脏，腑指六腑，形指形体结构，气指生理功能活动。脏腑娇嫩、形气未充，说明小儿出生之后，五脏六腑均较娇嫩脆弱，其形体结构、精血津液和气化功能都不够成熟，相对不足。具体表现为气血未充，内脏精气不足，阴阳两气均属不足。小儿时期机体柔嫩、气血未足、经脉未盛、脾胃薄弱、肾气未充、腠理疏松、卫外未固、神气怯弱、筋骨未坚等特点是"稚阴稚阳"的表现，小儿生长发育的过程是阴长阳充的过程。阴阳是互根、互生的，而小儿时期的脏腑娇嫩、形气未充，正是由于"稚阳未充，稚阴未长"。这里的"阴"是指体内精、血、津液等物质，"阳"是指体内脏腑的各种生理功能活动。故"稚阴稚阳"的观点更充分说明了小儿无论是在物质基础上，还是在生理功能上，都是幼稚和不完善的，这是小儿生理特点之一。

脏腑娇嫩，虽五脏六腑形气皆属不足，但其中尤以肺、脾、肾三脏更为突出。

小儿"肺常不足"

指肺主一身之气，外合皮毛腠理，肺脏娇嫩，则卫外不固，而易为外邪所侵。肺之气赖脾胃散发之精微充养，脾胃健旺则肺卫自固，反之脾胃虚弱则肺气亦弱。

小儿"脾常不足"

指脾为后天之本，主运化水谷精微，为气血生化之源，小儿发育迅速，生长旺盛，对气血精微需求较成人相对为多，但小儿脾胃薄弱，运化未健，饮食稍有不节，便易损伤脾胃，运化功能失常而患病。

小儿"肾常虚"

指肾为先天之本，肾中元阴元阳为生命之根，关系到人的禀赋体质与成长，各脏之阴取之于肾阴的滋润，各脏之阳依赖于肾阳之温养。小儿生长发育、抗病能力以及骨髓、脑髓、发、耳、齿的正常发育与功能均与肾有关。小儿出生正处生长发育之时，肾气未盛，气血未充，肾气随年龄增长而逐渐充盛，此即小儿"肾常虚"的含义。

此外，小儿五脏功能生理特点，还表现为"肝常有余""心常有余"。"肝常有余"不是指小儿"肝阳亢盛"，主要是指小儿时期肝主疏泄，具有升发疏泄全身气机的功能；"心常有余"不是指"心火亢盛"，是指小儿发育迅速，心气旺盛呈生机蓬勃之象。当然，由于小儿脏腑经络柔嫩，精气未充，感邪后易化热化火，引动肝风，以及由于肾阴不足，心火易炎，此乃"肝常有余""心常有余"的另一含义。

❷ 生机蓬勃，发育迅速　这主要是指小儿机体如同草木萌芽时那样，生长发育的趋势旺盛。

在这个生长发育的过程中，从体格、智力以至脏腑功能，均不断趋向完善、成熟，年龄越小，其生长发育的速度也越快。古代医家认识到了小儿这种生机蓬勃、发育迅速的动态变化，提出了小儿为纯阳之体的观点。古代儿科著作《颅囟经·脉法》中，提出了"孩子三岁以内，呼为纯阳，元气未散"的说法。所谓"纯阳"，指的是小儿在生长过程中，阳气兴旺之意。生机属阳，阳生则阴长。当然"纯阳"并不等于是"盛阳"，也不是有阳无阴，"纯阳"主要体现小儿机体生机蓬勃、发育迅速这一生理现象，也就是说由于小儿机体生长发育迅速，对水谷精气的需求格外迫切，在机体阴长阳生的新陈代谢过程中，常表现为阳气的旺盛，而相对感到阴液的不足。小儿机体也正是由于这种阳气旺盛的生理过程，才能使小儿以成人无法比拟的速度发育成长，犹如旭日之初升，草木之方萌，蒸蒸日上，欣欣向荣。

总之，"稚阴稚阳"和"纯阳之体"两个观点，是用来概括小儿机体生理功能的两个方面，前者是指小儿机体柔弱，阴和阳两气和成人相比较均属不足，后者则是指小儿机体在生长发育的过程中，由于生机蓬勃，往往阴液相对不足，水谷精微需求相对较多。两者代表了小儿生理特点的两个方面，这也是小儿不同于成人的特殊性。

≈ 病理特点

①**发病容易，传变迅速**　小儿由于脏腑娇嫩、形气未充，稚阴稚阳，体质和功能均较脆弱，因此在病理上不仅发病容易，而且传变迅速，年龄越小则越为突出。

小儿对某些疾病的抗病能力较差，加上小儿寒暖不能自调，饮食不知自节，故外易为六淫之邪所侵，内易为饮食所伤，肺脾两脏疾病发病率特别高。肺司呼吸，主一身之气，外合皮毛，由于小儿生理上形气未充，经脉未盛，卫外功能未固，故邪气每易由表而入，侵袭于肺，影响肺的正常功能，出现咳嗽、哮喘、肺炎等；脾胃为后天之本，主运化水谷和输布精微，小儿生长发育迅速，所需水谷较成人迫切，但又脾常不足，饮食不节、饥饱无度均能影响脾胃运化，出现呕吐、泄泻等。

小儿不仅发病容易，而且变化迅速，寒热虚实容易相互转化或同时并见。《小儿药证直诀》将其概括为"脏腑柔弱，易虚易实，易寒易热"。"易虚易实"是指若小儿患病之后，调治不当，容易轻病变重，重病转危；邪气盛则实，精气夺则虚，由于小儿机体柔弱，感邪后每易病势嚣张，出现实证；但邪气既盛，则正气易伤，又可迅速转为虚证，或虚实并见，错综复杂。"易寒易热"和小儿稚阴稚阳的生理特点有密切关系。小儿患病后由于"稚阴未长"，故易呈阴伤阳亢，表现为热的证候；而"稚阳未充"，机体脆弱，又有容易阳虚衰脱的一面，出现阴寒之证。小儿温病较成人多见，而温邪多从火化，因此也是"易热"病理特点的具体体现。

②　**脏腑清灵，易趋康复**　小儿为"纯阳之体"，生机蓬勃，处于蒸蒸日上，不断生长的阶段，脏气清灵，精力充沛，患病以后若能得到及时的治疗和护理，疾病的恢复较为迅速，早晚的变化十分明显。即使出现危重证候，只要以分秒必争，全力以赴的精神，积极进行各种综合措施的抢救，预后也往往比较好。这种易于康复的特点，除了生理上的因素外，和病因单纯、七情影响较少等也有关。明代《景岳全书·小儿则》认为小儿"脏气清灵，随拨随应，但能确得其本而取之，则一药可愈。"可谓是对小儿这一病理特点的概括。

二、儿童保健常用特效穴位

儿童保健除了运用十四经穴及经外奇穴外，本身还有许多特效穴位。这些穴位不仅有"点"状，而且还具有"线"状及"面"状，这是特点之一。有相当多穴位都聚集在两手，正所谓"小儿百脉汇于两掌"，这是特点之二。

本节着重介绍小儿推拿穴位的位置、操作方法、次数（时间）、主治及临床应用。其中"次数"仅代表6个月～1周岁患儿临床治疗时的参考，实际运用时尚要根据患儿年龄大小、身体强弱、疾病轻重等情况而有所增减。

①　**头面部穴位**

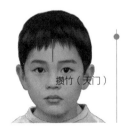

攒竹（天门）

攒竹　（天门）线状穴。

位置：两眉中间至前发际成一直线。

操作：两拇指自下而上交替直推，称推攒竹，又称开天门。30～50次。

77

作用：发汗解表，镇静安神，开窍醒神。

主治：感冒、发热、头痛、无汗、精神萎靡、惊惕不安等。

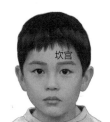

坎宫

（阴阳）线状穴。

位置：自眉头沿眉向眉梢成一横线。

操作：两拇指自眉心向眉梢作分推，称推坎宫，又称分阴阳。30～50次。

作用：疏风解表，醒脑明目，止头痛。

主治：外感发热、头痛、目赤肿痛。

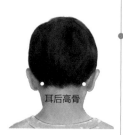

耳后高骨

位置：耳后入发际高骨下凹陷中。

操作：用拇指或中指揉，称揉耳后高骨。30～50次。

作用：疏风解表，安神除烦。

主治：头痛、惊风、神昏、烦躁不安。

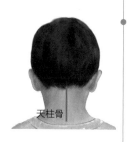

天柱骨

线状穴。

位置：颈后发际正中至大椎成一直线呈线状穴。

操作：用拇指或食指自上而下直推，称推天柱。推100～500次。民间常用汤匙蘸水自上而下刮天柱骨，刮至皮下轻度瘀血即可。作用同推天柱。

作用：降逆止呕，安神除烦。

主治：外感发热、呕吐、恶心、项强、惊风等症。

② 胸腹部穴位

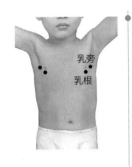

乳旁、乳根

点状穴，常合并应用。

位置：乳头向外旁开0.2寸为乳旁，乳头向下0.2寸为乳根。

操作：食、中两指分别置乳旁、乳根穴用揉法，称揉乳旁、揉乳根。20~50次。

作用：宽胸理气，止咳化痰。

主治：咳喘、胸闷、痰鸣、呕吐。

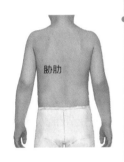

胁肋

面状穴位。

位置：从腋下两胁至天枢处。

操作：两手掌从两胁腋下搓摩至天枢穴，称搓摩胁肋。50~100次。

作用：顺气化痰，除胸闷，开积聚。

主治：胁痛胸闷、痰喘气急、疳积等。

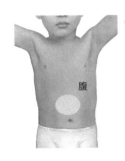

腹

面状与线状相结合穴位。

位置：腹部（以中腹为主）。

操作：两手沿肋弓角边缘向两旁分推，称分推腹阴阳；以掌或四指端摩腹，称摩腹。分推100~200次；摩5分钟。

作用：健脾和胃，理气消食。

主治：消化不良、厌食、腹痛腹胀、恶心呕吐、腹痛便秘等。

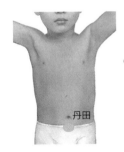

丹田

点状与面状相结合穴位。

位置：小腹部，脐下2寸与3寸之间。

操作：可揉、可摩，称揉丹田或摩丹田。揉50~100次；摩5分钟。

79

作用：培肾固本，温补下元，分清别浊。

主治：腹痛、遗尿、脱肛、疝气、尿潴留等。

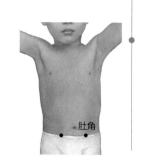

● 肚角

位置：脐下2寸，旁开2寸。

操作：用拇、食、中三指作拿法，称拿肚角；用中指按，称按肚角。3～5次。

作用：健脾和胃，理气消滞。

主治：腹痛、腹泻。

③ 腰背部穴位

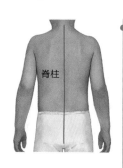

● 脊柱

线状穴。

位置：大椎至长强成一直线。是小儿身体上最长的线状穴。

操作：用食、中二指罗纹面自上而下作直推，称推脊。若加天柱骨一起自上而下直推，就称为大推脊，其清热作用更强。用捏法自下而上，称捏脊法。推300～500次或更多；捏3～5遍。

作用：调阴阳，理气血，和脏腑，通经络，培元气，清热。

主治：发热、惊风、夜啼、疳积、腹泻、呕吐、便秘等。

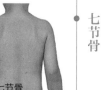

● 七节骨

线状穴。

位置：第4腰椎棘突向下至尾椎骨端（长强）成一直线。

操作：用拇指桡侧面或食、中二指罗纹面自下而上或自上而下作直线推动，分别称为推上七节和推下七节。100～300次。

作用：温阳止泻，泄热通便。

主治：泄泻、便秘、脱肛、遗尿。

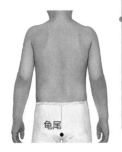

龟尾

位置：尾椎骨端（即督脉经长强穴）。

操作：以拇指端或中指端揉，称揉龟尾。100～300次。

作用：调理大肠，通调督脉。

主治：腹泻、便秘、脱肛、遗尿。

④ 上肢部穴位

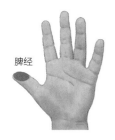

脾经

面状、线状相结合穴位。

位置：拇指末节罗纹面。

操作：将患儿拇指屈曲，循拇指桡侧边缘由远端向掌根方向直推为补，称补脾经；拇指伸直，由指端经罗纹面向指根方向直推为清，称清脾经。补脾经、清脾经，统称推脾经。在拇指末节罗纹面作旋推法，亦称为补脾经。100～500次。

作用：补脾经可健脾胃，补气血；清脾经可清热利湿，化痰止咳。

主治：补脾经治食欲不振、肌肉消瘦、消化不良；清脾经治湿热痢疾、皮肤发黄、恶心呕吐、腹泻痢疾。小儿脾胃薄弱不宜攻伐太甚，在一般情况下，脾经穴多用补法；只有体壮邪实者方能用清法，或清后加补。

肝经

线状、面状相结合穴位。

位置：食指末节罗纹面。

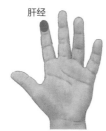

肝经

操作：食指伸直，由指端向指根方向直推为清，称清肝经；旋推为补，称补肝经。清肝经、补肝经统称为推肝经。100～500次。

作用：平肝泻火，息风镇惊，解郁除烦。

主治：清肝经治烦躁不安、惊风、五心烦热、目赤、口苦咽干；肝经宜清而不宜补，若肝虚应补时，则需补后加清，或以补肾经代之，称为滋肾养肝法。

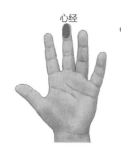

心经

心经 线状和面状相结合穴位。

位置：中指末节罗纹面。

操作：食指伸直，由指端向指根方向直推为清，称清心经；旋推为补，称补心经。清心经、补心经统称为推心经。100～500次。

作用：清心经可清心泻火；补心经可养心安神。

主治：清心经治高热神昏，五心烦热，口舌生疮、小便赤涩、心血不足、惊惕不安；本穴宜清不宜补，对心烦不安、睡卧露睛等症，需用补法时，可补后加清，或以补肾经代之。

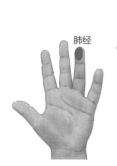

肺经

肺经 面状、线状相结合穴位。

位置：无名指末节罗纹面。

操作：旋推为补，称补肺经；由指端向指根方向直推为清，称清肺经。补肺经和清肺经统称推肺经。100～500次。

作用：补肺经可补益肺气；清肺经可宣肺清热，疏风解表，化痰止咳。

主治：补肺经治肺气虚损、咳嗽气喘、虚寒怕冷等肺经虚寒证；清肺经治感冒发热、脏热咳

端、咳嗽、胸闷、气喘、痰鸣、便秘等肺经
实热证。

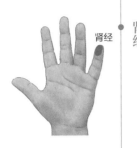

肾经

肾经 面状、线状相结合穴位。

位置：小指末节罗纹面。

操作：由指根向指端方向直推为补，或旋推，称补
肾经；由指端向指根方向直推为清，称清
肾经。补肾经和清肾经统称推肾经。100～
500次。

作用：补肾经可补肾益脑，温养下元；清肾经可清
理下焦湿热。

主治：补肾经治先天不足、久病体虚、虚喘、肾虚
腹泻、遗尿；清肾经治膀胱蕴热、小便淋沥
刺痛、可以清小肠代之。

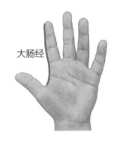

大肠经

大肠经 线状穴位。

位置：食指桡侧缘，自食指端至虎口呈一直线。

操作：由食指端直推向虎口为补，称补大肠；反之
为清，称清大肠。补大肠和清大肠统称为推
大肠。100～300次。

作用：补大肠可涩肠固脱，温中止泻；清大肠可清
利肠腑，除湿热，导积滞。

主治：补大肠治虚寒腹泻、脱肛；清大肠治身热腹
痛、痢下赤白、大便秘结。

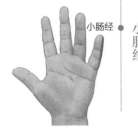

小肠经

小肠经 线状穴位。

位置：小指尺侧边缘，自指端到指根呈一直线。

操作：由指根向指端方向直推为清，称清小肠；反
之为补小肠。清小肠和补小肠统称推小

肠。100~300次。

作用：补小肠可温补下焦；清小肠可泌别清浊。

主治：补小肠治下焦虚寒、遗尿、多尿；清小肠治小便短赤不利、尿闭、水泻等。

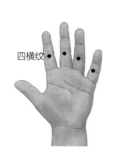

四横纹

（四缝穴）短线状穴位。

位置：掌侧食、中、环、小指近节指间关节横纹处。

操作：四指并拢从食指横纹推向小指横纹，称推四横纹；用拇指甲分别掐食、中、环、小指近节指间横纹，称掐四横纹。推100~300次；掐5次。

作用：推可调中行气，和气血，消胀满；掐可退热除烦，散瘀结。

主治：腹胀、疳积、气血不和、消化不良等。

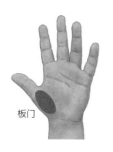

板门

面状穴位。

位置：掌侧大鱼际平面。

操作：指揉，称揉板门；用推法自指根推向腕横纹，或从板门穴推向横纹处，称推板门。100~300次。

作用：健脾和胃，消食化滞，止泻，止呕。

主治：乳食停积、食欲不振、嗳气、腹胀、腹泻、呕吐等。板门穴推向腕横纹能止泻，腕横纹推向板门能止呕吐。

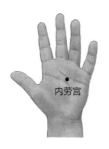

内劳宫

位置：掌心中，屈指时中指、无名指之间中点。

操作：以指揉，称揉内劳宫。100~300次。

作用：清热除烦，清虚热。

主治：发热、烦渴、目疮、齿龈糜烂、虚烦内热等。

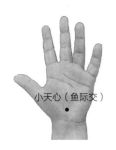

小天心（鱼际交）

小天心（鱼际交）

位置：掌根、大、小鱼际交接处凹陷中。

操作：中指揉，称揉小天心；用指甲掐，称掐小天心；用中指捣，称捣小天心。揉100~300次；掐、捣5~20次。

作用：清热，镇惊，利尿，明目。

主治：目赤肿痛、口舌生疮、惊惕不安、惊风、抽搐、烦躁不安、夜啼、小便短赤、新生儿硬皮症、黄疸、遗尿、疮疖、水肿、疹痘欲出不透。

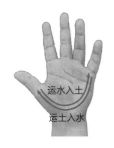

运水入土
运土入水

运水入土、运土入水

弧线状穴位。

位置：掌侧，大指根至小指根，沿手掌边缘呈一弧线状。

操作：自拇指根沿手掌边缘，经小天心推运至小指根，称运土入水；反方向自小指根沿手掌边缘，经小天心推运至拇指根，称运水入土。100~300次。

作用：运土入水可清脾胃湿热，利尿止泻；运水入土可健脾助运，润燥通便。

主治：运土入水治小便赤涩、少腹胀满、泄泻痢疾；运水入土治食欲不振、完谷不化、腹泻痢疾、疳积、便秘。

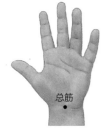

总筋

总筋

位置：掌后腕横纹中点。

操作：以指按揉，称揉总筋；以指甲掐，称掐总筋。揉100~300次；掐3~5次。

作用：揉总筋可清心经热，散结止痉，通调周身气机；掐总筋可镇惊止痉。

85

主治：揉总筋治口舌生疮、夜啼、潮热；掐总筋治惊风抽搐。

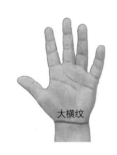

大横纹

（手阴阳）线状穴位。

位置：掌侧腕横纹。桡侧纹头尽端称阳池，尺侧纹头尽端称阴池。

操作：两拇指自掌侧腕横纹中央（总筋穴）向两旁分推，称分推大横纹，又称为分手阴阳；自两旁（阳池、阴池）向中央（总筋）合推，称合阴阳。30～50次。

作用：分阴阳可平衡阴阳，调和气血，行滞消食；合阴阳可行痰散结。

主治：分阴阳治寒热往来、烦躁不安、乳食停积、腹胀、腹泻、呕吐、痢疾；合阴阳治痰结喘咳、胸闷。

老龙

位置：中指甲后0.1寸许。

操作：用掐法，称掐老龙。掐5次，或醒后即止。

作用：息风镇惊，开窍醒神。

主治：急惊风、高热抽搐。

二扇门

位置：手背部中指掌指关节两侧凹陷处。

操作：食、中二指按揉，称揉二扇门；拇指甲掐，称掐二扇门。揉100～300次；掐3～5次。

作用：发汗透表，退热平喘。

主治：身热无汗。

上马

位置：手背部无名指与小指掌指关节之间。

操作：拇指端揉，称揉上马；拇指甲掐，称掐上

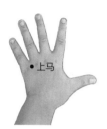

马。揉100～500次；掐3～5次。

作用：滋阴补肾，顺气散结，利水通淋。

主治：虚热喘咳、潮热烦躁、牙痛、小便赤涩淋沥。肺部感染有干性啰音久不消失者。

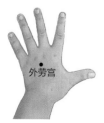

外劳宫

位置：手背部、与内劳宫穴相对。

操作：用指揉法，称揉外劳宫；用指甲掐，称掐外劳宫。揉100～300次；掐3～5次。

作用：温阳散寒，升阳举陷。

主治：风寒感冒、腹痛腹泻、脱肛、遗尿等。

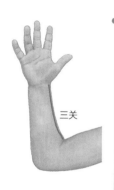

三关

线状穴位。

位置：前臂桡侧，阳池至曲池呈一直线。

操作：用拇指桡侧面或食、中指面自腕推向肘，称推三关，或称推上三关；屈患儿拇指，自拇指桡侧推向肘，称大推三关。100～300次。

作用：补气行气，温阳散寒，发汗解表。

主治：气血虚弱、病后体弱、阳虚肢冷、面色无华、食欲不振、疳积、腹痛、腹泻、疹出不透及感冒风寒等一切虚寒病症。

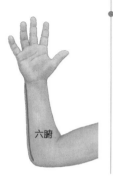

六腑

线状穴位。

位置：前臂尺侧，阴池至少海呈一直线。

操作：用拇指或食、中指面自肘推向腕部，称推（退）六腑，或退下六腑。100～300次。

作用：清热，凉血，解毒。

主治：高热、烦渴、惊风、咽痛、木舌、腮腺炎、大便秘结等一切实热病证。

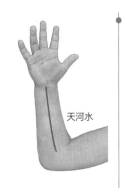

天河水

线状穴位。

位置：前臂正中，总筋至洪池（曲泽）呈一直线。

操作：用食、中二指指腹自腕推向肘部，称推天河水，或称清天河水；用食、中二指沾水自总筋处一起一落弹打如弹琴状，直至洪池，同时一面用口吹气随之，称打马过天河。100～300次。

作用：清热解表，泻火除烦。

主治：外感发热、潮热、内热等一切热证。

⑤ 下肢部穴位

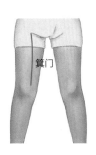

箕门

线状穴位。

位置：大腿内侧，髌骨内上角至腹股沟中点成一直线。

操作：以食、中二指自髌骨内上角向腹股沟部作直推，称推箕门。100～300次。

作用：清热利尿。

主治：小便赤涩不利、尿闭、水泻等。

百虫

位置：膝上内侧肌肉丰厚处。

操作：按或拿，称按百虫或拿百虫。5～10次。

作用：通经络，止抽搐。

主治：四肢抽搐、下肢痿癖。

前承山

位置：小腿前部、胫骨外侧与后承山穴相对处。

操作：掐、揉本穴，称掐前承山或揉前承山。掐5次；揉30次。

作用：通经络，止抽搐。

主治：下肢抽搐。

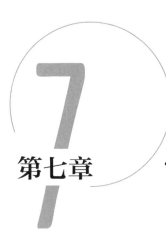

第七章　常见病特效穴位治疗

第一节　高血压

高血压，又称原发性高血压，是以体循环动脉血压持续升高为特征的全身性疾病，可以引起血管、脑、心、肾等器官的损害，一般以动脉收缩压＞140mmHg（18.7kPa），舒张压＞90mmHg（12kPa）为主要表现。原发性高血压与高级神经活动障碍、精神过度紧张、精神刺激和遗传、饮食、肥胖等有关。主要症状有头晕、头痛等。

中医学认为高血压的病因以内伤为主，病位主要在肝肾，肝与肾的阴阳失调是导致本病发生与发展的基本因素；其病因包括情志内伤、饮食失节、劳倦虚衰等。本病属本虚标实、虚实夹杂证。

一、特效穴位治疗

对于高血压的治疗可选百会、太阳、风池、太冲、太溪5个穴位。

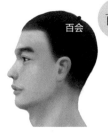

百会 ▶ 【定　　位】在头顶部，两耳尖直上，头顶正中。

【功效主治】本穴位于督脉上，对于高血压引起的头痛、眩晕有良好的治疗作用，可起到开窍醒脑、平肝降逆的作用。

89

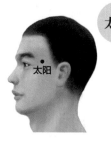

太阳 ▶ 【定　　位】在头侧面，眉梢与外眼角连线中点，向后约一横指的凹陷中。

【功效主治】本穴是一个重要的经外奇穴，具有清头明目的作用。

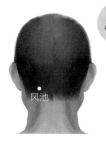

风池 ▶ 【定　　位】在颈后区，枕骨之下，项部胸锁乳突肌和斜方肌之间的凹陷中。

【功效主治】本穴属足少阳胆经穴位，可清头明目，对头目眩晕有良好的治疗作用。

　　百会、太阳、风池3个穴位合用，可达到清头明目的作用，较好地解决因高血压造成的头痛、眩晕等临床症状。

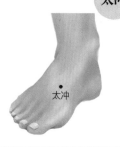
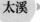

太冲 ▶ 【定　　位】在足背，第1、2跖骨结合部之前的凹陷中。

【功效主治】本穴是足厥阴肝经的原穴，可平肝降逆、泻肝胆火，能有效治疗因肝火旺盛所致的头晕胀痛、面红目赤、口苦口干、烦躁易怒等症状。

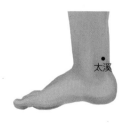

太溪 ▶ 【定　　位】在足内侧，内踝后方，内踝尖与跟腱之间的凹陷处。

【功效主治】本穴为足少阴肾经的原穴，可滋补肾阴，并能治疗肝阳上亢所造成的各种症状。中医理论认为肝属木，肾属水，肝主生发，肾藏元阴元阳，肾中元阳可蒸腾元阴上达，使肝阳不致上升太过，若肾阴不足，不能上涵肝木，则可致肝火上炎，即中医所说的"水不涵木"，应用太溪穴可起到滋补肾阴、育阴潜阳的作用，治疗因水不涵木造成的各种症状，如腰膝酸软、失眠健忘、五心烦热等。

保健方法：以上各穴均可自行按摩，操作时，可按从上到下的顺序用大拇指依次按揉，每穴按揉3～5分钟，按揉时局部有酸胀或酸麻感效果更佳。

另外根据患者的不同症状，可加用相应穴位，以增加疗效。

如患者有心悸气短症状者，加内关穴。内关是手厥阴心包经穴位，位于掌侧腕横纹中点上2寸，掌长肌腱和桡侧腕屈肌腱之间，前臂掌面向上并握拳时，会明显地看到这两条肌腱。用大拇指按揉内关，对于各种原因引起的心悸、胸闷气短等症状均有良好的治疗和改善作用。

对于伴有夜间多尿、四肢不温、形寒怕冷、阳痿遗精等症状的患者加关元穴，关元穴在人体的前正中线上，肚脐下3寸处，即患者四指并拢的宽度，是人体重要的保健强壮穴位，能有效地治疗上述症状。其内为人体元气所藏之处，故名关元。该穴可用艾条温灸15～20分钟或指揉5～10分钟，若能长期坚持，可有效改善上述症状，并可起到强身健体的作用。

若患者见头重如蒙、胸脘满闷、呕恶痰涎、身重困倦、肢体麻木、苔白腻、脉弦滑或濡滑，此为脾虚湿盛的表现。中医学认为脾主运化，即脾能消化吸收饮食水谷，同时，还有运化水湿的作用，当脾的运化功能不足时，会导致饮食水谷的消化吸收障碍，同时，体内造成水湿停聚，产生上述症状，这时宜健脾助运以化水湿，加阴陵泉、足三里两穴。阴陵泉属足太阴脾经，位于小腿内侧，胫骨内侧髁下缘凹陷处，取穴时，可沿小腿内侧骨后缘向上推按至凹陷中，即为阴陵泉，本穴可健脾化湿，是治疗脾虚湿盛的特效穴位之一。足三里位于小腿前面，髌骨下缘外侧凹陷下3寸处。足三里是调理脾胃的重要穴位，与阴陵泉合用可有效治疗上述因脾虚湿盛造成的各种症状。

高血压患者还可采用穴位贴敷的方法。即用吴茱萸适量研末，以醋调贴敷于足底涌泉穴。或用桃仁、杏仁各12g，栀子3g，胡椒7粒，糯米14粒一起捣烂，加一个鸡蛋清调成糊状，分3次敷用，贴敷于涌泉穴。上两方均在睡前贴敷于涌泉穴位上，第二天清晨除去。每日1次，两足穴位交替贴敷，6次为1疗程。涌泉穴位于足底部凹陷中。

同时，高血压患者还可尝试用金银花、野菊花、桑叶各15g，开水浸泡15分钟后代茶饮用。每日1剂，连服10～15天，有较好的降压作用。

二、日常调理

（一）合理膳食

1. 首先要控制能量的摄入，提倡吃复合糖类，如淀粉、玉米；少吃葡萄糖、果糖及蔗糖，这类糖属于单糖，易引起血糖升高。

2. 限制脂肪的摄入。烹调时，选用植物油，可多吃海鱼，海鱼含有不饱和脂肪酸，能使胆固醇氧化，从而降低血浆胆固醇，还可延长血小板的凝聚，抑制血栓形成，防止中风，还含有较多的亚油酸，对增加微血管的弹性，防止血管破裂，防止高血压并发症有一定的作用。

3. 适量摄入蛋白质。高血压患者每日蛋白质的量为每千克体重1g为宜。每周吃2～3次鱼类蛋白质，可改善血管弹性和通透性，增加尿钠排出，从而降低血压。如高血压合并肾功能不全时，应限制蛋白质的摄入。

4. 多吃含钾、钙丰富而含钠低的食品，如土豆、茄子、海带、莴笋；含钙高的食品，如牛奶、酸牛奶、虾皮。

5. 限制盐的摄入量：每日应逐渐减至6g以下。这里指的食盐量包括烹调用盐及其他食物中所含钠折合成食盐的总量。适当减少钠盐的摄入有助于降低血压，减少体内的水钠潴留。

6. 多吃新鲜蔬菜，水果。每天吃新鲜蔬菜不少于400g，水果200g。

7. 适当增加海产品摄入，如海带、紫菜、海产鱼等。

（二）适量运动

养成持续运动的习惯，最好是做到有氧运动，才会有帮助。有氧运动可以降低血压，散步、慢跑、打太极拳、骑自行车和游泳等都是有氧运动。

（三）戒烟限酒

（四）心理平衡

高血压患者的心理表现是紧张、易怒、情绪不稳，这些又都是使血压升高的诱因。患者可通过改变自己的行为方式，培养对自然环境和社会的良好适应能力，避免情绪激动及过度紧张、焦虑，遇事要冷静、沉着；当有较大的精神压力时应设法释放，向朋友、亲人倾吐或鼓励参加轻松愉快的业余活动，将精神倾注于音乐或寄情于花卉之中，使自己生活在最佳境界中，从而维持稳定的血压。

（五）自我管理

1 定期测量血压，1~2周应至少测量1次。

2 定时服用降压药，自己不随意减量或停药，可在医生指导下及现病情加予调整，防止血压反跳。

3 条件允许，可自备血压计及学会自测血压。

第二节　冠状动脉粥样硬化性心脏病

冠状动脉粥样硬化性心脏病（简称冠心病）是一种由冠状动脉器质性（动脉粥样硬化或动力性血管痉挛）狭窄或阻塞引起的心肌缺血缺氧（心绞痛）或心肌坏死（心肌梗死）的心脏病，亦称缺血性心脏病。冠心病症状表现为胸腔中央发生一种压榨性的疼痛，并可迁延至颈、颔、手臂及胃部。它跟心绞痛不一样，即使你停止运动，或在紧张情绪消失后，它还会存在。冠状动脉性心脏病发作的其他可能症状有眩晕、气促、出汗、寒战、恶心及昏厥。严重患者可能因为心力衰竭而死亡。

一、特效穴位治疗

对于冠心病的治疗可选心俞、厥阴俞、内关、膻中4个穴位。

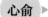 **心俞** ▶ 【定　　位】在背部，第5胸椎棘突下旁开1.5寸。

【功效主治】本穴属足太阳膀胱经，心之背俞穴，有宁心定悸、镇静安神的作用，本穴为心脏之气输注之处，又是治疗心脏疾患的重要腧穴，主治惊悸、健忘、心烦、癫痫、癫狂、失眠、咳嗽、吐血，以及风湿性心脏病、冠心病、心动过速或过缓、心律不齐、心绞痛等。

【保健方法】可用双手大拇指直接点压本穴，患者自觉局部有酸、麻、胀感觉时，开始以顺时针方向按摩，坚持每分钟按摩80次，每日按摩2～3次，一般按摩5次左右，可起到明显疗效。

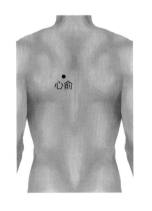

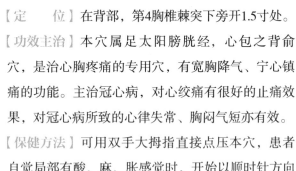 **厥阴俞** ▶ 【定　　位】在背部，第4胸椎棘突下旁开1.5寸处。

【功效主治】本穴属足太阳膀胱经，心包之背俞穴，是治心胸疼痛的专用穴，有宽胸降气、宁心镇痛的功能。主治冠心病，对心绞痛有很好的止痛效果，对冠心病所致的心律失常、胸闷气短亦有效。

【保健方法】可用双手大拇指直接点压本穴，患者自觉局部有酸、麻、胀感觉时，开始以顺时针方向按摩，坚持每分钟按摩80次，每日按摩2～3次，一般按摩5次左右，可起到明显疗效。

内关 ▶ 【定　　位】在前臂正中，腕横纹上2寸，掌长肌腱与桡侧腕屈肌腱之间。

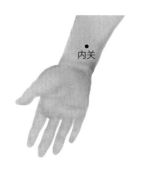

【功效主治】本穴属手厥阴心包经，为八脉交会穴之一，能通阴维脉，阴维有维系、联络全身阴经的作用，善治内脏疾患，是治疗心、胸、胃疾病的第一要穴。尚能醒脑开窍、疏通上肢经络，有宽胸理气、化瘀止痛、降逆止呕、安神解郁的功效。是治疗冠心病最重要最有效的穴位之一。对心绞痛、心律失常、高血压等心血管疾病均有确凿的良性、双向性、整体性的综合治疗作用。

【保健方法】可用大拇指按揉，以出现酸、胀、麻等感觉为宜。

膻中 ▶ 【定　　位】在胸部，前正中线上，平第4肋间隙，两乳头连线的中点。

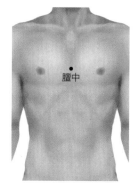

【功效主治】本穴属于任脉穴位，又为心包经之募穴，八会穴之气会，是调制宗气（胸中之大气）的首选穴，又为治疗冠心病心绞痛的要穴，有宽胸理气、平喘止痛功能，对冠心病所导致的心绞痛、心律失常、胸闷憋气等症状均有较好的改善及治疗作用。常与厥阴俞、心俞、内关、郄门等穴同用，以增强理气通络之功效。

【保健方法】用揉法和推法，揉用中指端按揉50～100次；推用双手拇指指腹自膻中穴向外分推50～100次。

保健方法：以上穴位的按摩还可按辨证加减腧穴，如心气虚加足三里；气阴两虚加三阴交、太溪；气滞血瘀加膈俞、三阴交；痰浊加丰隆、太白；寒凝加关元、命门。

95

冠心病、心绞痛还可采用灸法治疗，包括灸器灸和艾卷灸。

灸器灸法为主穴每次取2～3穴，配穴据症而取。胸背部穴可用温灸盒或固定式艾条温灸器灸，四肢穴可用圆锥式温灸器灸疗。一般用补法，本虚标实者，施泻法。补法操作时，将燃着的艾条置于灸器内，使艾条与穴位的距离为3～5厘米，任其慢慢燃烧（如为温盒灸，将盖盖上），火力和缓，温灸20～30分钟，以局部皮肤出现红晕为度，停灸后，再用手指按压施灸的穴位，至患者感觉酸胀。泻法施灸时，使艾条与穴位距离保持在2～3厘米左右，温盒灸，宜揭开盒盖，并用气吹火，促其燃烧火力较猛，灸5～10分钟，使局部皮肤出现红润潮湿并稍感灼烫，停灸后，不按其穴。每日或隔日1次，10次为1疗程。

艾卷灸一般仅取主穴，效不显时加配穴。患者取平卧位，充分暴露穴位。取市售药艾卷（如无可用清艾条）一支，点燃一端后先施灸一侧内关穴，灸火距皮肤1.5～3厘米，采用温和灸法，使患者局部有温热感而无灼痛为宜，然后灸另一侧内关穴，再依次施灸膻中、心俞及厥阴俞等，每穴均灸4分钟，以局部出现红晕为度。每日1次，6次为1疗程，休灸1天后再继续灸第2疗程。

还可用穴位敷贴法，将丹参等药物制成粟粒大小之药丸置于7×7毫米见方大之胶布上，再贴于穴位上。要求选穴准确，贴压时以局部有酸、胀、麻、痛感，或向上、下传导。每次贴敷6～12个。或用宁心膏（丹参、当归、川芎、红花、羌活各10份，丁香5份，苏合香0.5份，氮酮1份，蜂蜜适量。制成稠膏。）5g，涂于穴位，涂药直径2～4厘米，厚3～5毫米。每次敷贴1个穴位。均隔日换贴1次，30次为1疗程。

二、日常调理

大量调查的结果表明，冠心病患者如能坚持采取科学的生活方式，认真做好自我保健，不仅会使病情得到改善，还会显著地延长生存年限，甚至使相当一部分患者与健康的人一样享有高寿。冠心病患者科学的日常饮食起居注意事项：

❶ 起床：

宜缓不宜急，应先慢慢起来，稍坐一会儿，再缓缓地下床，从容不迫地穿衣，使身体的功能逐步适应日常活动。如操之过急，可能引起心率和血压较大地波动。

❷ 洗漱：

宜用温水，尤其是冬季。骤然的冷水刺激可致血管收缩而使血压升高。寒冷刺激也是心绞痛发作的常见诱因。

❸ 饮杯白开水：

经过一夜的体内代谢，血液黏稠度增高，是脑梗死和心肌梗死的诱发因素。晨起即饮一杯白开水，或喝杯热牛奶、热豆浆，可稀释血液，又可使得血液中的代谢废物尽快排出体外。

❹ 晨练：

心血管患者适当锻炼可改善病情，但锻炼的项目宜柔和，如太极拳、保健操、散步、慢跑等，时间不宜长，不应超过半小时。运动强度以每分钟心率不超过120～130次为宜；若在运动时出现心慌、胸闷或头晕时，应立即中止。

❺ 大小便：

排便时切忌急于排空而用力屏气，用力过猛可使血压骤升而诱发意外。患者应学会排便时的自我放松，轻轻用力。便后不要骤然站起。

❻ 一日三餐：

原则是宜清淡，优质蛋白不可少。蛋白质的摄入量每日每千克体重不少于1g（可从瘦肉、鱼类、鸡蛋、牛奶和豆类食品中获取）。多吃植物油，少吃动物脂肪，新鲜蔬菜不可少。饭菜做得可口、软烂一些，以便消化吸收。少吃或不吃油炸、生冷食品。

❼ 血脂高、偏胖者：

应适当限制高脂肪和高热量食物。血脂不高、体质又较瘦弱者，不必限制脂肪，可吃些营养较高又易消化的食品。病情较重伴有水肿、尿少者，应严格限制食盐。

第三节 失眠

失眠，中医学上称"不寐"，古时称为"不得卧"或"不得眠"。失眠是最常见的睡眠障碍，是指各种原因引起的睡眠不足，入睡困难、早醒，患者常有精神疲劳、头昏眼花、头痛耳鸣、心悸气短、记忆力不集中、工作效率下降等表现。

中医学认为：本病是因思虑劳倦、内伤心脾、生血之源不足和心神失养所致；或因惊恐、房劳伤肾，以致心火独炽、心肾不交和神志不宁；或因体质虚弱、心虚胆怯；或因情志不畅、肝阳扰动；还有因饮食不节、脾胃不和而引起的。

一、特效穴位治疗

特效穴位治疗失眠的机理和作用，在于能协调阴阳、扶正祛邪、疏通经络，从而达到改善睡眠的目的。对于失眠的治疗可选四神聪、神门、三阴交3个穴位。

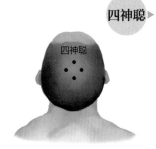

四神聪▶【定　　位】在百会（两耳尖直上，头顶正中）前、后、左、右各旁开1寸处，因共有四穴，故名四神聪。

【功效主治】本穴为经外奇穴，具有宁心安神、疏风明目的作用，为健脑调神要穴。

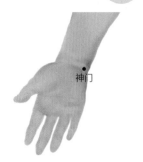

神门▶【定　　位】在腕部，腕掌侧横纹尺侧端，尺侧腕屈肌腱的桡侧凹陷处。

【功效主治】本穴为手少阴心经的输穴、原穴。"神门"顾名思义，乃心神之门，为临床调神、治神要穴，可宁心安神、镇静解郁。对"神"的疾病如精神病、神经衰弱、失眠等均有良效。

【保健方法】坐位，右手食、中指相叠，食指按压在左手的神门穴上，按揉1分钟，换手操作。若加按揉双侧内关穴效果更著。

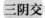

三阴交 【定　　位】在小腿内侧，内踝尖上3寸，胫骨后缘。

【功效主治】本穴属足太阴脾经穴位，具有培补气血、调肝脾肾三经的功效，能强脾胃，使气血生化有源，且能滋先天肝肾精血。也可用于治疗因思虑劳倦、内伤心脾、生血之源不足和心神失养所致的失眠。

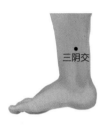

保健方法：以上各穴均可自行按摩，操作时，可按从上到下的顺序用大拇指依次按揉，每穴按揉3~5分钟，按揉时局部有酸胀或酸麻感效果更佳。

另外根据患者的不同症状，可加用相应穴位，以增加疗效。对于心脾两虚型可配心俞、脾俞、足三里；阴虚火旺型可配太溪、大陵、肾俞、心俞；肝郁化火型可配肝俞、大陵、行间；胃腑失和型可配中脘、足三里、内关；心胆气虚型可配心俞、胆俞、阳陵泉、丘墟。

还可用拔罐法，自项至腰部足太阳膀胱经背部侧线，用火罐自上而下行走罐，以背部潮红为度。

失眠者采用得当的食疗方法，具有一定的催眠功效。推荐几种易于制作的食疗方，供选用：

1. 猪心枣仁汤

猪心1个，酸枣仁、茯苓各15g，远志5g。把猪心切成两半，洗干净，放入净锅内，然后把洗干净的酸枣仁、茯苓、远志一块放入，加入适量水置火上，用大火烧开后撇去浮沫，移小火炖至猪心熟透后即成。每日1剂，吃心喝汤。此汤有补血（补血产品）养心、益肝宁神之功用。可治心肝血虚引起的心悸不宁、失眠多梦、记忆力减退等症。

2. 天麻什锦饭

取天麻5g，粳米100g，鸡肉25g，竹笋、胡萝卜各50g，香菇、芋头各1个，酱油、料酒、白糖适量。将天麻浸泡1小时左右，使其柔软，然后把鸡肉切成碎末，竹笋及洗干净的胡萝卜切成小片；芋头去皮，水发香菇洗净，切成细丝。粳米洗净入锅中，放入白糖等调味品，用小火煮成稠饭状，每日1次，作午饭或晚饭食用。此饭有健脑强身、镇静安眠的功效。可治头晕眼花、失眠多梦、神志健忘等症。

3. 莲藕茶

藕粉一碗，水一碗入锅中不断的搅匀再加入适量的冰糖即可，当茶喝，有养心安神的作用。

4. 龙眼+百合茶

龙眼肉加上百合，很适合中午过后饮用，有安神、镇定神经的作用。

此外，多吃钙质丰富的食物有助睡眠，如奇异果、豆浆、芝麻糊、玉米汤。

二、日常调理

1 > 建立信心

对生活中偶尔遇到失眠经历，不必过分忧虑，相信自己的身体自然会调节适应。人的身心弹性甚大，一两夜失眠不会造成任何困难。偶尔失眠之后，如不担心失眠的痛苦，到困倦时自然就会睡眠。失眠之后愈担心会再失眠的事，到夜晚就愈难入睡。

2 > 生活规律

避免失眠最有效的方法，是使生活起居规律化，养成定时入寝与定时起床的习惯，从而建立自己的生理时钟。偶尔晚睡，早晨仍需按时起床；遇有周末假期，避免多睡懒觉，睡眠不能贮储，睡多了无用。

3 > 保持适度运动

每天保持半小时左右的缓和运动，可以活动身体各器官。但是睡眠前应尽量避免剧烈运动，有人认为睡前剧烈运动，使身体疲倦而后易睡是错误的。

4 > 睡前放松心情

睡前半小时内避免过分劳心或劳力的工作，使大脑神经放松。临睡前听听轻音乐，使心情放松，有助于睡眠。

5 > 安静的睡眠环境

尽量使卧房隔离噪音，而且养成关灯睡觉的习惯。不在床上看书，不在床上打电话，不在床上看电视。以免进行其他活动，破坏了自己定时睡眠的习惯。

6 > 睡前饮食适度

如有需要，睡前可适度进食牛奶、面包、饼干之类的食物，有助于睡眠；过饱对睡眠不利。而咖啡、可乐、茶等带有刺激性的饮料不利于睡眠。另外，饮酒过度更不利于睡眠。

第四节 偏头痛

偏头痛是一种由于血管舒缩功能障碍引起的发作性头痛。临床上可有反复循环性发作性头痛、恶心、呕吐、怕光、头昏等症状。经间歇期后再次发病，在安静黑暗环境内或睡眠后，头痛缓解，在头痛发生前或发作时可伴有神经精神功能障碍，女性多见。常于青春期前后发病。偏头痛有明显的遗传，超过半数的病例可查到遗传的影响，常常是患者家族中其他成员（多是父母）有偏头痛患者。

中医学对偏头痛之症早有认识，认为其机制多为三阳经病变。《冷庐医话》云："头痛属太阳病者，自脑后上至巅顶，其痛连项；属阳明者，上连目珠，在前额；属少阳者，上至两角，痛在头侧。"

一、特效穴位治疗

对于偏头痛的治疗可选太阳、风池、太冲3个主要穴位。

太阳 ▶ 【定　　位】在头侧面，眉外梢与外眼角连线中点，向后约一横指的凹陷中。

【功效主治】本穴是重要的经外奇穴，可起到清热散风、解痉止痛的作用，为治疗各种头痛的局部常用效穴，主要用于肌紧张性头痛，尤以疼痛部位在偏头部，中医辨证为少阳经的头痛效果最佳。常与部分局部穴及循经远端配穴同用。

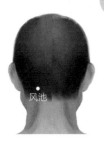

风池 ▶ 【定　　位】在颈后区，枕骨之下，项部胸锁乳突肌和斜方肌之间的凹陷中。

【功效主治】本穴属足少阳胆经穴位，具有祛风的作用，是足少阳和阳维脉的交会穴，是治疗颅脑疾病的第一要穴，又为治疗肌紧张性头痛（紧张性头痛）的首选穴，有散风清热、解表止痛、醒脑开窍、平肝息风的功能。

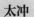

太冲 ▶ 【定　　位】在足背，第1、2跖骨结合部之前的凹陷中。

【功效主治】本穴属足厥阴肝经，是肝经的原穴，具有息风宁神、疏肝利胆、通经活络之功效，对肝经风热，肝郁化火或肝阳上亢导致的头痛有良效，有较迅速的止痛效果，且远期效果亦较好。

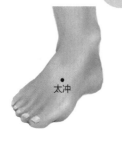

另外根据患者的不同症状，可加用相应穴位，以增加疗效。对于水不涵木型（偏侧头痛，腰膝酸软，目眩耳鸣，肢拘唇麻，女子月经不调、带下白浊；舌红少苔，脉弦而细）可配太溪、肾俞；痰热内阻型（偏侧头痛，昏蒙如裹，呕吐痰涎，腹泻或便秘，畏光流泪，鼻塞多涕；舌苔黄腻，脉滑）可配头维、丰隆、中脘、阴陵泉；肝风上扰型（偏侧头痛，眩晕，目斜肢瘫，烦躁易怒，面红目赤，便秘溲黄，胁痛不眠；舌红苔黄，脉弦有力）可配行间、阳陵泉、悬颅、率谷、内庭。

保健方法：按住太阳穴（患侧），用力揉搓，以局部有酸胀感为度，需1～2分钟；再微屈手指，用四指端自病侧头维穴起，向风池穴用力摩划，至头皮产生热感，需2～3分钟；再用双手或单手的拇指、食指，捏紧痛侧头皮，提松动作，约2分钟；将五指张开，由前额至顶部呈梳头状用力梳理，约2分钟；继而双手食指分别在头维、风池等穴位揉搓、摩擦各2分钟，使热感传至头部，头痛可得到缓解。太冲穴可用指尖点按或揉，使局部有酸胀感。

还可用刺血法，常用主穴为主，每次酌加备用穴。均以消毒三棱针点刺，并紧接着拔罐2～3分钟。

刮痧疗法对偏头痛有很好的治疗作用。常用穴位有头维、通天、风池、太阳。可沿着患侧的经脉，2～3天刮1次，刮至皮肤表面出现瘀血点、瘀血斑为止。可缓解头痛症状及防止头痛发作。

另有热水浸手法，偏头痛发作时，可将双手浸没于一壶热水中，水温以手入水后能忍受的极限为宜，坚持浸泡半个小时左右，便可使手部血管扩张，脑部血液相应减少，从而使偏头痛逐渐减轻。

中药塞鼻法为取川芎、白芷、炙远志各15g焙干，再加冰片7g，共研成细粉后装瓶备用。用纱布包少许药粉塞右鼻，一般塞后15分钟左右便可止痛。

偏头痛患者应经常吃些含镁比较丰富的食物，如核桃、花生、大豆、海带、橘子、杏仁、杂粮和各种绿叶蔬菜，这对缓解偏头痛症状有一定作用。

还可饮浓薄荷茶，取干薄荷叶15g放入茶杯内，用刚烧开的开水冲泡5分钟后服用，早晚各服1次，对治疗偏头痛也有一定作用。

二、日常调理

预防偏头痛先改变不良习惯，养成良好的生活方式，做到以下几点：

1 生活要有规律，注意劳逸结合，不宜过度紧张或疲劳，否则会引起偏头痛的发作。应适当开展体育活动，如慢跑、散步、游泳、打太极拳、练气功等。运动能增强血管的韧性和弹性，改善血管舒缩功能。

2 应保持遇事豁达的良好精神状态，避免发生精神刺激或紧张、抑郁等。培养养花、养金鱼的兴趣，情绪不佳时可观望金鱼、花草来分散注意力。

3 慎防风寒侵袭，天气寒冷或气候骤变时，应注意防寒保暖，外出时戴好帽子或头巾。平时不可睡卧当风或冲风冒雨。妇女月经期尤应注意防范。

4 偏头痛发生可能与食用含酪氨酸的食物有关，如乳酪、巧克力、啤酒及高脂类食物，应尽量少食或不食上述食物。忌食辛辣食物及烟酒。宜食清淡可口、易消化吸收的食物，多食新鲜蔬菜和水果，应保持大便通畅。

第五节　糖尿病

糖尿病是一种由遗传基因决定的，与感染、肥胖等有关，其临床以高血糖、高血脂、高血黏倾向为主要标志的全身慢性代谢性疾病。其基本病理为绝对或相对性胰岛素分泌不足引起的代谢紊乱。临床以多饮、多食、多尿、消瘦为主要特征，常易并发多种急、慢性合并症。

糖尿病的病因，中医学认为先天禀赋不足（元气虚），是决定能否发病的关键因素；同时与饮食失节、劳倦内伤和情志失调有关，但这些因素仅是诱发本病的一个条件，老年人的发病率显著增高，说明肾气虚是糖尿病的重要发病因素，肥胖诱发糖尿病说明多湿多痰的脾气虚亦为发病因素，妊娠期糖尿病则从侧面证明糖尿病的发生确与气虚，尤其是肾气虚有关。总之，其发病原因有时是单一的因素，有时是数种因素的综合。

一、特效穴位治疗

治疗糖尿病常用脾俞、膈俞、胰俞、足三里、三阴交等穴。

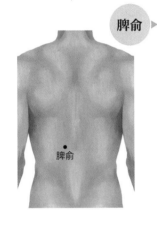

脾俞 ▶ 【定　　位】在背部，第11胸椎棘突下，后正中线旁开1.5寸。

【功效主治】本穴属足太阳膀胱经穴位，是脾的背俞穴，可调理脾胃，达到健脾气、化水湿的作用。脾俞对辨证为脾气虚弱、脾阳不振的糖尿病有改善症状和调整胰岛素分泌的治疗作用。

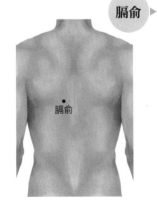

膈俞 ▶ 【定　　位】在背部，第7胸椎棘突下，后正中线旁开1.5寸。

【功效主治】本穴是足太阳膀胱经穴，为八会穴之一，血会膈俞。有理气宽胸、活血通脉的功能，还可养血和营、理气止痛。既补血又活血。对食欲不振、营养不良、贫血、形体消瘦、面色萎黄、头发稀疏黄软、脱发、口唇爪甲色淡、心悸、健忘、失眠、多梦等脾气虚型糖尿病有效。

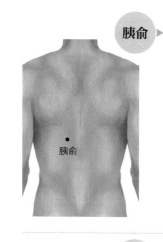

胰俞 ▶ 【定 位】在背部，第8胸椎棘突下，后正中线旁开1.5寸处。

【功效主治】本穴属经外奇穴，为治疗胰腺疾病的专用穴，对糖尿病有效，有生津止渴、理气止痛的功效。用于非胰岛素依赖型的2型糖尿病。

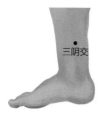

足三里 ▶ 【定 位】在小腿外侧，犊鼻下3寸，距离胫骨前缘一横指。

【功效主治】本穴属足阳明胃经穴位，是治疗脾胃病的主穴，可清泻胃火、和中养阴，对糖尿病表现为胃中嘈杂、多食善饥、烦热、汗多、形体消瘦、大便干结、小便量多浑黄的症状有效。

三阴交 ▶ 【定 位】在小腿内侧，内踝尖直上3寸，胫骨后缘。

【功效主治】本穴属于足太阴脾经，功能滋补肝肾、补养精血、调经止带、健脾利湿，是治脾胃气虚阳弱病症的要穴。本穴对表现为肢体倦怠乏力、纳差、消化不良、腹胀肠鸣、腹泻等脾气虚弱、脾阳不振型糖尿病有调整作用。

　　保健方法：以上穴位通过自我按摩可达到调整阴阳、调和气血、疏通经络、益肾补虚、清泄三焦燥热、滋阴健脾等目的。自我按摩一般采用先顺时针按摩30~40次，再逆时针按摩30~40次的方法进行。左右手交换进行或同时按摩。可以降低血糖，改善临床症状，调节与血糖代谢有关的物质。配穴为肺俞、胃俞、肝俞、中脘、关元、神门、然谷、阴陵泉等。多饮烦渴加肺俞、意舍、承浆；多食易饥、便秘加胃俞、丰隆；多尿、腰疼、耳鸣加肾俞、关元、复溜；神倦乏力、少气懒言、腹泻加胃俞、三阴交、阴陵泉等。

另外，还可采用耳穴治疗，主要针对2型糖尿病患者。主穴：胰胆、内分泌、缘中。配穴：肺、肝、脾、胃、神门、肾上腺。或在耳部寻找刺激点，即疾病在耳部反应的压痛点。最常用最简便的耳穴压痛点探查方法，即是用针灸针的柄、火柴棒或指甲尖等以均匀的压力，在与疾病相应的耳郭部从周围逐渐向中心探压；或自上而下，自外而内对整个耳郭进行普查，耐心寻找。当压迫疾病反应点时，疼痛会较剧烈，有时会出现走窜。主穴每次取3~4穴，配穴取1~2穴。将王不留行籽1粒，置于0.5厘米×0.5厘米的小方胶布上。在选定耳穴上寻找敏感点后，即贴敷其上，用食、拇指捻压至酸沉麻木或疼痛为得气，此后每日自行按压3次，以有上述感觉为宜。每次贴一侧耳，两耳交替。每周贴敷2次，10次为1疗程。疗程间隔5~7天。

二、日常调理

在糖尿病的治疗过程中，饮食和运动是治疗的基础。

（一）糖尿病饮食疗法

糖尿病患者的饮食治疗最为重要，它是一切治疗方法的基础。轻型患者单用饮食治疗，病情即可得到控制。重型患者采用药物治疗时，也必须配合饮食治疗。饮食治疗的目的主要是通过饮食控制，促使尿糖消失或减少，降低血糖，以纠正代谢紊乱，防止并发症，同时供给患者足够的营养。饮食治疗的原则有以下几点：

1 —— 糖类：控制糖类的摄入，是糖尿病患者饮食治疗的关键，除了禁食糖类、甜食外，水果及含糖多的蔬菜如土豆、胡萝卜、甘薯等也应严格限制。

2 —— 蛋白质：糖尿病患者因代谢紊乱，蛋白质分解过速、丢失过多，容易出现负氮平衡。所以膳食中应补充适量奶、蛋、鱼、瘦肉和豆制品等含蛋白质丰富的食物。一般患者每日每千克体重需蛋白质1~1.5g。儿童、孕妇、乳母、消瘦的重型患者和营养不良的患者，应酌情增加。

3 —— 脂肪：应根据患者的具体情况而定，一般患者每日总量为50~60g。消瘦患者可适当提高脂肪量，肥胖患者应严格限制脂肪摄入量，每日不宜超过40g。为防止动脉硬化，最好选用各种植物油，并要限制高胆固醇食品，如脑髓、鱼子、蛋黄、肥肉及动物内脏等。

4 —— 维生素：特别要注意补充维生素B_1。因主食减少后，维生素B_1摄入不足，容易引起各种神经系统疾患。常见的有手足麻木和多发性神经炎等。粗粮、豆类、瘦肉等含维生素B_1较多，可多选择食用。

5 —— 糖尿病患者的主食应严格限制。一般认为，休息者每日主食200~250g，轻体力劳动者250~300g，中等体力劳动者300~400g，重体力劳动者400g以上。

（二）推荐食疗方

1. 百合粥

配方： 百合12g、大米150g、葛根10g。

功效： 补肺清热，止渴。上消型糖尿病患者食用。

制作：（1）把百合洗净，撕成瓣状；葛根切片；大米淘洗干净，去泥沙。

（2）葛根放入锅内，加水500ml，煎煮30分钟，除去葛根，放入大米、百合，武火烧沸，再用文火煮30分钟即成。

食法： 每日1次，每次食粥50g，分3次吃完。

2. 山药猪肚粥

配方： 山药20g、猪肚11g、大米50g。

功效： 补脾胃，止烦渴。适合中消型糖尿病患者食用。

制作：（1）把猪肚用紫苏碎、陈皮碎、杭菊碎、葱碎、薄荷碎、食盐等反
复搓揉，洗净腥味，切成3厘米长、2厘米宽的块；大米淘洗干
净；山药切片。

（2）把山药、猪肚、大米同放入电饭煲内，加水800ml，煲熟即成。

食法： 每日1次，早餐食用，每次吃猪肚30～50g。

3. 山药枸杞粥

配方： 枸杞子10g、山药10g、大米50g。

功效： 补肾益精。适合下消型糖尿病患者食用。

制作：（1）把枸杞子、山药洗净，山药切薄片；大米洗净。

（2）把大米放入锅内，放入山药、枸杞子，加水500ml。

（3）把锅置武火上烧沸，再用文火煮35～40分钟即成。

食法： 每日1次，早餐食用，每次吃粥50g。

4. 山药玉竹黄瓜汤

配方： 山药15g、玉竹12g、黄瓜100g。

功效： 补脾胃，润肺热。用于上中消型糖尿病患者。

制作：（1）把黄瓜洗净，去瓤，切成3厘米长的块；玉竹洗净，切成4厘米
长的段；山药洗净，切薄片。

（2）把黄瓜、山药、玉竹放在炖锅内，加水600ml，置武火烧沸，
再用文火煮35分钟即成。

食法： 每日1次，单食。

5. 黄芪蒸乌鸡

配方：黄芪10g、乌鸡1只、大枣7枚、莲子10g、绍酒10g、葱10g、姜5g、盐5g。

功效：升提中气，生津止渴。适合上下消型糖尿病患者食用。

制作：（1）把黄芪润透切片；乌鸡宰杀后，去毛、内脏和爪；姜拍松，葱切段；大枣去核；莲子去心。

（2）把乌鸡放在蒸盆内，鸡身上抹上盐、绍酒；把莲子、黄芪、大枣、姜、葱放入鸡腹内，加入上汤500ml。

（3）把乌鸡上蒸笼，武火大气蒸1小时即成。

食法：每日2次，每次食乌鸡30～50g，随意喝汤。

6. 首乌芝麻粥

配方：何首乌10g、黑芝麻10g、大米。

功效：补益肾精，降糖降脂。三消型糖尿病兼高脂血症患者食用。

制作：（1）把大米淘洗干净；黑芝麻洗净，去沙；何首乌润透，切片。

（2）把大米放入锅内，何首乌、黑芝麻也同放锅内，加水600ml。

（3）把锅置武火上烧沸，再用文火煮45分钟即成。

食法：每日1次，早餐食用。

（三）运动疗法

糖尿病患者需长期坚持适当的锻炼，从而增加热量的利用和胰岛素的敏感性。主要强调有氧运动，可以选择慢跑、打太极拳、跳绳、上楼梯、爬山、骑自行车、游泳、跳韵律操等有氧运动项目。运动负荷青年人运动后心率达到每分钟120次以上，老年人运动后心率达到每分钟100次以上，并且持续30分钟，每周3～5次。

第六节　胃脘痛

胃脘痛是指上腹胃脘部经常反复发作性疼痛为主的症状。由于疼痛部位近心窝部，古人又称作"心痛""胃心痛""心腹痛""心下痛"。胃痛病位在胃，而及于脾，与"真心痛"等发生于心系之病证有本质不同，临床应加以鉴别。胃脘痛以胃气郁滞、失于和降为基本特点。

西医学所指的急性胃炎、慢性胃炎、胃溃疡、十二指肠溃疡、功能性消化不良、胃黏膜脱垂等病，以上腹部疼痛为主要症状者，均属于中医学胃脘痛范畴。

胃痛辨证，当分虚实。实证多见寒邪客胃、饮食所伤、肝气犯胃和瘀血停滞，虚证多见脾胃虚寒。

一、特效穴位治疗

以中脘、足三里、内关、胃俞、公孙为主穴治疗胃脘痛。

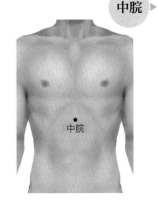

中脘 【定　　位】在上腹部，前正中线上，脐中上4寸处，即胸骨下端至肚脐连线之中点。

【功效主治】本穴属任脉穴位，是胃的募穴，足阳明胃经与任脉的交会穴，有调理胃气、健脾和胃的作用，以治疗胃病为主。凡胃脘疼痛，无论其寒热虚实，均可用之通调腑气、和胃止痛。

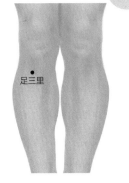

足三里▶ 【定　　位】在小腿外侧，犊鼻下3寸，距离胫骨前缘一横指。

【功效主治】本穴位于足阳明胃经上，是治疗脾胃病的主穴，有健脾补胃、调和肠胃、升降气机、补虚扶正、泄热宁神、疏通经络等功能。本穴对消化系统有广泛的良性调整作用，只要病在脾胃或胃肠均有满意疗效，故是治疗胃脘痛的主要穴位。

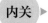

内关 ▶ 【定　　位】在前臂正中，腕横纹上2寸，掌长肌腱与桡侧腕屈肌腱之间。

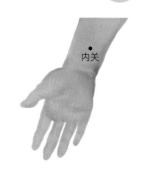

【功效主治】本穴位于手厥阴心包经上，可抑制胃酸分泌，调整肠道运动，解除胃肠痉挛，起到和胃降逆、止胃痛的作用。

胃俞 ▶ 【定　　位】在背部，第12胸椎棘突下，后正中线旁开1.5寸。

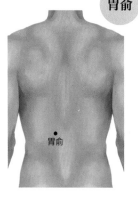

【功效主治】本穴位于足太阳膀胱经上，是胃的背俞穴，可调理脾胃，起到健脾胃、消积滞的作用。胃俞能调整胃肠蠕动，对内脏有镇痛作用，故对胃脘痛有较好的疗效。

公孙 ▶ 【定　　位】在足部，第1跖骨基底部的前下缘，赤白肉际处。

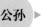

【功效主治】本穴属足太阴脾经穴位，是脾经的络穴，有健脾化湿、和胃止痛的功能，又通于冲脉，与内关相配，专治心、胸、胃病证，对胃脘痛有良效。

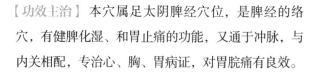

保健方法：以上穴位用双手拇指或中指点压、按揉，力度以患者能耐受并感觉舒适为度，同时令患者行缓慢腹式呼吸，连续按揉3～5分钟即可止痛。随症配穴：脾胃虚寒加神阙、气海、脾俞温中散寒；胃阴不足加太溪、三阴交滋阴养胃；寒邪犯胃加神阙、梁丘散寒止痛；饮食停滞加梁门、建里消食导滞；

肝气犯胃加期门、太冲疏肝理气；瘀血停滞加膈俞、阿是穴化瘀止痛。寒邪犯胃和脾胃虚寒者，可施艾条灸或隔姜灸，或于背俞穴拔火罐。

另外，还可根据自身情况选用食疗法进行调理。

1 厚朴30g，大黄、海螵蛸各20g，莱菔子15g，黄酒1000ml。煮数沸去渣，每服30ml，日服2次（适用于食滞胃脘者）。

2 青梅30g，石斛15g，黄酒500ml。制法与用法同上（适用于胃阴不足胃脘痛者）。

3 小茴香、生姜末各30g，红糖50g，黄酒600ml。制法与用法同上（适用于胃寒者）。

4 陈皮10g，莪术3g。代茶饮（适用于气滞血瘀胃痛者）。

5 鲜姜、白糖治胃寒痛：鲜姜500g（细末），白糖250g，腌在一起；每日3次，饭前吃，每次吃1勺（普通汤匙）；坚持吃一星期，一般都能见效；如没彻底好，再继续吃，直至好为止。

6 白酒烧鸡蛋治胃寒：二锅头白酒50g，倒在茶盅里，打1个鸡蛋，把酒点燃，酒烧干了鸡蛋也熟了，早晨空腹吃。轻者吃1～2次可愈。注意鸡蛋不加任何调料。

二、日常调理

胃脘痛的日常调理非常重要，可从以下几个方面进行调理：

1 饮食需有规律，应该定时定量，千万不要暴饮暴食。可少食多餐。最好食用营养丰富、又易于消化的松软食品，如面条、米粥等。忌食烟酒、酸辣或冰冷刺激物及油炸坚硬的不消化食物。注意饮食卫生。

2 保持心情舒畅，避免忧思或精神刺激，冬春季节注意保暖。

3 上消化道出血患者或胃脘部肌紧张甚至僵板者，应及时就医，避免加重病情。

第七节 腹痛

腹痛是指胃脘以下、耻骨毛际以上发生疼痛的症状，腹部包括大腹、小腹、少腹。腹痛一证，牵涉的范围很广。肝、胆、脾、肾、大小肠、膀胱、胞宫等脏腑器官均居腹内。手足三阴、足少阳、冲、任、带等经脉，亦循行腹部，上述脏腑、经络因外感、内伤所致的气机郁滞，气血运行受阻，或气血虚少，失其濡养，皆可发生腹痛。临床常见的有泄泻、痢疾、肠痈、虫积、淋证、疝气、积聚等多种疾病。西医之急性肠炎、急慢性阑尾炎、急性胰腺炎、过敏性紫癜、膀胱炎、疝气等疾病，均可出现腹痛。

一、特效穴位治疗

对于腹痛的治疗可选足三里、天枢、中脘、关元4个穴位。

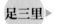

足三里▶ 【定 位】在小腿外侧，犊鼻下3寸，距离胫骨前缘一横指。

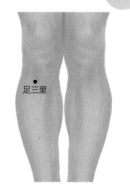

【功效主治】本穴位于足阳明胃经上，是治疗脾胃病的主穴，有健脾补胃、调和肠胃、升降气机、补虚扶正、泄热宁神、疏通经络等功能。本穴对消化系统有广泛的良性调整作用，只要病在脾胃或胃肠均有满意疗效，故是治疗腹痛的主要穴位。

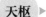

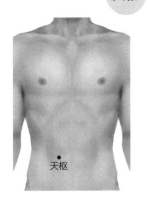

天枢 ▶ 【定　　位】在肚脐左右两拇指宽处，即肚脐旁2寸。

【功效主治】本穴属足阳明胃经穴位，为大肠募穴，是阳明脉气所发处，具有健脾和胃、通调肠腑的功效。本穴为调整上、下腹部气机的枢纽，是水谷精微消化吸收出入的门户，因而在消化系统疾病中运用十分广泛，对各种原因所造成的腹痛，特别是脐周疼痛有止痛作用。

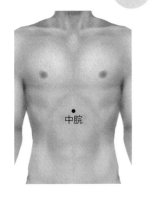

中脘 ▶ 【定　　位】在上腹部，前正中线上，脐中上4寸处，即胸骨下端至肚脐连线之中点。

【功效主治】本穴位于任脉上，是胃的募穴，腑之会穴，足阳明胃经与任脉的交会穴，有和胃健脾、理气降逆、清热祛湿、缓急止痛之功，又有回阳固托之功。主要用于治疗消化系统和消化腺疾病，故对消化系统疾病中症状表现为腹痛的有良效。

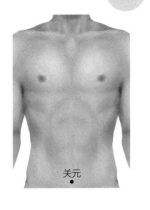

关元 ▶ 【定　　位】在下腹部，前正中线上，脐中下3寸处。

【功效主治】本穴属任脉位，为人体重要的保健强壮穴位，其内为人体元气所藏之处，故名关元。关元穴使白细胞吞噬功能增强，抗体提早产生，还可使抗体效价升高。从而提高机体抗病能力（主要是提高免疫功能）。有培元固本、温经散邪的功能。关元对于肠腑病症有良效，对于慢性结肠炎引起的腹泻、黏液脓血便，腹痛有较好的调理作用。

保健方法：以上穴位自我按压法，一般选用拇指或中指，以指腹按压穴位，指压时仰卧，放松肌肉，一面缓缓吐气一面用指头用力下压，以自觉稍痛为度，6秒钟时将手离开，重复10次，就能使腹部感到舒适。先待疼痛缓解后，再依据病情，选取配穴。如胆绞痛可加日月、胆囊、阴陵泉或用丘墟透照海；下腹部痛加上巨虚；神阙穴与阿是穴可用于各种原因引起的急腹痛；内关穴用于急性上腹痛伴呕吐。

二、日常护理

腹痛预防与调摄主要是节饮食、适寒温、调情志，寒痛者要注意保温，虚痛者宜进食易消化食物，热痛者忌食肥甘厚味和醇酒辛辣，食积者注意节制饮食，气滞者要保持心情舒畅。如果发生腹痛，可以参照以下方法操作：

1 让患者两腿屈曲侧卧，以减轻腹肌紧张度、减轻疼痛。腹膜炎以半坐位为好。

2 观察腹痛的性质、部位、发作时间、伴随症状，尽快查明病因。病因不明时切忌盲目热敷或冷敷腹部。

3 在病因不明时尽量不用止痛药，以免干扰疼痛的性质而误诊。

4 病因明确的肠炎、痢疾、胃炎等病，可适当应用止痛药。如颠茄片、复方氢氧化铝、阿托品等。用药1~2次后腹痛不见减轻，应及时到医院诊治。

5 消化系统疾病引起的腹痛，饮食治疗很重要。溃疡病、胃炎的饮食要容易消化，较细软；胰腺炎要给予低脂低蛋白的清淡饮食，急性期还需要禁食。要根据病情决定饮食治疗的方向，适当的饮食治疗会减轻腹痛。

6 精神要放松，保持乐观态度，注意休息，减少胃肠神经官能症引起的腹痛。

7 寄生虫病引起的腹痛要给予驱虫治疗，例如阿苯达唑、左旋咪唑、哌嗪等。

<h1 style="text-align:center">第八节 便秘</h1>

便秘是指大肠秘结，排便困难，两天以上不能自解者。主要由大肠的传导功能失常所致，并与脾胃及肾脏有关。依发病特点可分虚实两类。西医学之习惯性便秘可按本病治疗。

便秘的病因病机归纳起来不外4个方面：

第一	肠胃积热	第二	气机郁滞
第三	气血津液亏虚	第四	阴寒凝滞

根据病因病机选择适宜的穴位，采取一定的手法进行治疗，可以起到通腑泄热、顺气导滞、益气养血、滋阴润肠及温阳开结等作用。

一、特效穴位治疗

便秘可选取天枢、支沟、上巨虚、大肠俞为主穴，再根据不同中医分型配以相应穴位进行治疗。

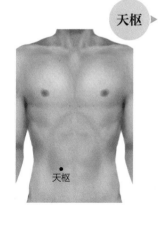

天枢

【定　位】在肚脐左右两拇指宽处，即肚脐旁2寸。

【功效主治】本穴是属足阳明胃经穴位，为大肠募穴，是阳明脉气所发处，具有健脾和胃、通调肠腑的功效。本穴为调整上、下腹部气机的枢纽，是水谷精微消化吸收出入的门户，因而在消化系统疾病中运用十分广泛，对大肠功能有良性调整作用，可治疗便秘。

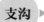

支沟 ▶ 【定　　位】在前臂背侧，腕背横纹上3寸，尺骨与桡骨之间。

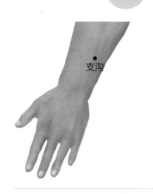

【功效主治】本穴属于手少阳三焦经穴位，有宣通三焦气机、通调水道的作用，是治疗便秘、胁肋痛的效穴，尤其是对习惯性便秘有较好的降逆通便作用。

上巨虚 ▶ 【定　　位】在小腿部，髌骨下缘，髌韧带外侧凹陷下6寸，胫骨前嵴外一横指处。

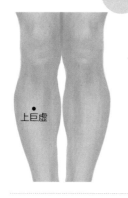

【功效主治】本穴属足阳明胃经穴位，是大肠下合穴，为通治各种大肠疾病的要穴，对大肠的虚证、实证均有效，有通降肠腑、调整胃肠的作用，故对各种便秘均有良效。

大肠俞 ▶ 【定　　位】在背部，第4腰椎棘突下，后正中线旁开1.5寸。

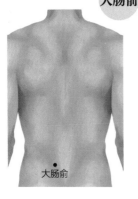

【功效主治】本穴属足太阳膀胱经穴位，为背俞穴，是大肠腑气转输之处，配其募穴天枢、下合穴上巨虚，以通调腑气，促进传导功能，从而改善便秘症状。

保健方法：以上穴位用拇指或中指重力按压，由轻而重，直至感到穴区酸胀发麻以能耐受为度，连续按揉1～3分钟，热结便秘配合谷、曲池；气滞加中脘、行间；气血虚配脾俞、胃俞；寒秘灸神阙、气海。还可温和灸（右手如持笔写字状，使艾条与局部皮肤呈45度角，将艾条的一端点燃对准穴位处，点燃的艾条与皮肤的距离约1寸左右施灸，以局部温热、泛红但不致烫伤为度）20分钟。

也可采用刮痧法治疗，取腋下肝脾区、脐腹部以及骶部。让患者俯伏在椅子或桌子上，用75%酒精消毒准备刮治部位的皮肤。施术者用右手持刮痧工具在清水或植物油中蘸湿，在治疗的部位刮抹，刮出一道长形紫黑色痧点。刮痧要顺一个方向刮，不要来回刮，力量要均匀适当，不要忽轻忽重，一般每处可以刮20次左右，以皮下出现微紫红或紫黑色即可。患者自觉轻松以后，让其休息几分钟，再在已刮过的部位刮动十几下，刮完后，擦干水渍，让患者穿上衣服休息。

食疗法也能治疗便秘，用牛奶半斤、蜂蜜60g、葱汁少许，煮熟，早晨空腹时服用。面赤者可用土豆一个去皮，捣成糊状，冷开水冲服。

二、日常调理

便秘主要是由于生活饮食习惯无规律引起的，良好的生活习惯、饮食习惯、排便习惯直接影响治疗后的效果。

1 多喝水，调整饮食结构，多吃一些粗纤维的食物，以刺激肠道蠕动。
2 养成定时排便的习惯，建议每天早饭后去排便1次。
3 加强运动锻炼，每天活动30分钟左右。
4 避免无依据的服用任何形式的泻下药物（包括所谓的保健品）。
5 睡前用手掌在腹部顺着大肠蠕动的方向按摩腹部，也就是顺时针按摩100次左右。

第九节　呃逆

呃逆，古称"哕"，又称"哕逆"。是因气逆动膈，致喉间呃呃有声，声短而频，不能自控的病症。相当于西医学的膈肌痉挛。除单纯性膈肌痉挛外，胃肠神经官能症、胃炎、胃扩张、胃癌、肝硬化晚期、脑血管病、尿毒症、胃或食道术后等亦可引起膈肌痉挛。

本病病位在膈，基本病机为气逆动膈。凡上、中、下三焦诸脏腑气机上逆或冲气上逆均可动膈而致呃逆。如上焦肺气或虚或郁，失于肃降；中焦胃气失于和降，或胃肠腑气不通，浊气上逆；下焦肝气郁结，怒则气上；肾不纳气，虚则厥逆等均可动膈。临床以胃气上逆动膈最为常见。多由饮食不当、情志不舒和突然吸入冷空气而引发。

一、特效穴位治疗

呃逆可选用膈俞、内关、中脘、膻中4个穴位治疗。

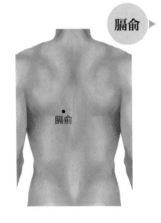

膈俞 ▶ 【定　　位】在背部，第7胸椎棘突下，后正中线旁开1.5寸。

【功效主治】本穴属足太阳膀胱经穴位，为八会穴之一，血会膈俞。有理气宽胸、活血通脉的功效，还可养血和营、理气止痛，兼有降气作用，对膈间气机逆而上犯出现的呃逆有明显的疗效。

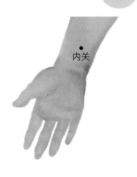

内关 ▶ 【定　　位】在前臂正中，腕横纹上2寸，掌长肌腱与桡侧腕屈肌腱之间。

【功效主治】本穴属手厥阴心包经穴位，为八脉交会穴之一，能通阴维脉，可宽胸利膈，畅通三焦气机，为降逆要穴，有很好的止呃逆效果。

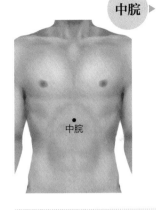

中脘 ► 【定　位】在上腹部，前正中线上，脐中上4寸处，即胸骨下端至肚脐连线之中点。

【功效主治】本穴属于任脉，是胃的募穴，也是足阳明胃经与任脉的交会穴，有调理胃气、健脾和胃的作用，胃腑寒热虚实所致胃气上逆动膈者均宜用之。

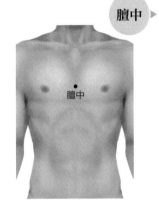

膻中 ► 【定　位】在胸部，前正中线上，平第4肋间隙，两乳头连线的中点。

【功效主治】本穴属于任脉穴位，又为心包经之募穴，八会穴之气会。本穴是调制宗气（胸中之大气）的首选穴，功擅理气降逆，使气调则呃止。

保健方法：以上穴位用拇指或中指重力按压，由轻而重，直至感到穴区酸胀发麻以患者能耐受为度，连续按揉1~3分钟，同时令患者深吸气后屏住呼吸，常能立即止呃。胃寒积滞、胃火上逆、胃阴不足者加胃俞，以和胃止呃；脾胃阳虚者加脾俞、胃俞温补脾胃；肝郁气滞者加期门、太冲疏肝理气。胃寒积滞、脾胃阳虚者，诸穴可用艾条灸或隔姜灸，并可配合拔火罐治疗。

二、日常调理

呃逆的日常调理应注意以下几点：

① 情绪不好会引发呃逆，呃逆经久不愈使患者焦躁烦恼，这又会加重膈肌痉挛。因此，对患者来说，保持心情舒畅，显得十分重要。

② 适量食用生冷食品，包括生拌冷菜及水果。煎炸类难消化的食品也不宜多吃。

③ 食量以无饱胀感为好，餐次可增加。

④ 刀豆、生姜、荔枝、枇杷、饴糖（麦芽糖）等食物有温胃通气止呃作用，受寒者可适量选吃。

⑤ 保持大便通畅。

⑥ 适度运动，帮助肠胃蠕动，消除胀气。

第十节　消化不良

消化不良是临床常见的病症，可见于各年龄段，尤以儿童及体弱多病者多见。中医称消化不良为"积滞"或"食积"。老百姓俗称"停食"或"伤食"。其主要表现为脘腹胀闷，食欲不振，或饮食停滞，食后胀甚，嗳气反酸，恶心呕吐，腹胀腹泻，甚则出现厌食、乏力、消瘦等症状。

引起消化不良的原因很多，包括胃和十二指肠部位的慢性炎症，使食管、胃、十二指肠的正常蠕动功能失调。患者的精神不愉快、长期闷闷不乐或突然受到猛烈的刺激等均可引起。老年人的消化功能减退，易受情绪影响，有时食物稍粗糙或生冷，及食物过多、过油腻时也可诱发。

一、特效穴位治疗

消化不良可选用中脘、足三里、天枢、阴陵泉4个穴位治疗。

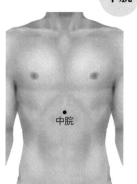
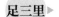

中脘 ▶ 【定　位】在上腹部，前正中线上，脐中上4寸处，即胸骨下端至肚脐连线之中点。

【功效主治】本穴位于任脉上，是胃的募穴，腑之会穴，足阳明胃经与任脉的交会穴，有和胃健脾、理气降逆、清热祛湿、缓急止痛之功，主要用于治疗消化系统和消化腺疾病，故对消化系统疾病表现为脘腹胀闷、食欲不振、饮食停滞、食后胀甚、嗳气反酸、恶心呕吐、腹胀腹泻等消化不良有良效。

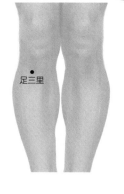

足三里 ▶ 【定　位】在小腿外侧，犊鼻下3寸，距离胫骨前缘一横指。

【功效主治】本穴位于足阳明胃经上，是治疗脾胃病的主穴，有健脾补胃、调和肠胃、升降气机、补虚扶正、泄热宁神、疏通经络等功能。本穴对消化系统有广泛的良性调整作用，对病在脾胃或胃肠均有满意疗效，故是治疗消化不良的主要穴位。

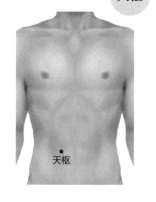

天枢 ▶ 【定　位】肚脐左右两拇指宽处，即肚脐旁2寸。

【功效主治】本穴属足阳明胃经穴位，为大肠募穴，也是阳明脉气所发处，具有健脾和胃、通调肠腑的功效。本穴为调整上、下腹部气机的枢纽，是水谷精微消化吸收出入的门户，因而在消化系统疾病中运用十分广泛，对消化功能有良性调整作用。

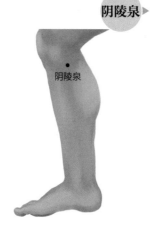

阴陵泉 ▶ 【定　　位】在小腿内侧，胫骨内侧髁下缘与胫骨内侧缘之间的凹陷中。

【功效主治】本穴属足太阴脾经穴位，是脾经的合穴，为健脾要穴，并可利湿浊，可治疗脾虚所致的消化不良。

阴陵泉

保健方法：以上各穴均可自行按摩，用大拇指或中指依次按揉，每穴按揉3～5分钟，按揉时局部有酸胀或酸麻感效果更佳。还可点按胃俞、脾俞、大肠俞，以振奋胃阳、补益脾气、通调脏腑。

另可选用穴位敷贴法和热熨法，敷贴法可用丁香、花椒研末，酒调后贴敷足三里、中脘、内关穴等处。热熨法用盐炒热布包后熨中脘、神阙穴等。

二、日常调理

1　生活要规律，定时入睡，做好自我心理调理，消除思想顾虑，保持心情舒畅，避免精神刺激。

2　养成良好的饮食卫生习惯，一日三餐要有规律，不暴饮暴食，不饮生水，宜食清淡，忌食生冷、辛辣、香燥之品，忌烈性酒和过量饮酒。

3　注意防寒：胃部受凉后会使胃的功能受损，故要注意胃部保暖不要受寒。应随气候变化注意增减衣服，居处冷暖适宜，避免风寒暑湿等外邪的侵袭。

4　注意体育锻炼，增强机体免疫力等。

第十一节 慢性胃炎

慢性胃炎指不同病因引起的各种慢性胃黏膜炎性病变，是一种常见病，也是多发病之一，其发病率在各种胃病中居首位。多由急性胃炎迁延不愈而来。其实质是，胃黏膜遭受反复损害后，引起了各种慢性胃黏膜炎性改变。本病中年以上好发病，并有随年龄增长发病率增加的倾向。该病起病缓慢，临床表现是持续性上腹部隐痛、胀痛，食欲减退，消化不良，进食后上腹不适。胃窦部胃炎者，可伴剑突下烧灼感，或反复出现消化道出血（黑便为主），但多可自行停止。X线检查一般有助于排除胃部其他疾病，而确诊还要靠胃镜检查及胃黏膜活组织检查。在我国有50%～80%患者在胃黏膜中可找到幽门螺旋杆菌。

中医学认为，慢性胃炎多因长期情志不遂、饮食不节、劳逸失常，导致肝气郁结、脾失健运、胃脘失和，日久中气亏虚，从而引发种种症状。在临床上应根据患者的实际情况给予辨证论治。

一、特效穴位治疗

慢性胃炎可选用中脘、脾俞、胃俞、内关、足三里5个穴位治疗。

中脘 ▶ 〖定　　位〗在上腹部，前正中线上，脐中上4寸处，即胸骨下端至肚脐连线之中点。

〖功效主治〗本穴位于任脉上，是胃的募穴，也是足阳明胃经与任脉的交会穴，有调理胃气、健脾和胃的作用，以治疗胃病为主。对于慢性胃炎引起的胃脘痛、腹胀、呃逆、吞酸、翻胃、纳呆、饮食不化等病症具有较好的治疗作用。

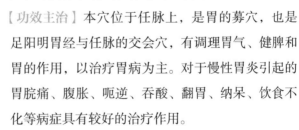

中脘

脾俞 ▶ 【定　位】在背部，第11胸椎棘突下，后正中线旁开1.5寸。

【功效主治】本穴位于足太阳膀胱经上，是脾的背俞穴，可调理脾胃，起到健脾气、化水湿的作用。脾俞对胃功能的调整作用非常显著，对胃分泌功能也有影响。

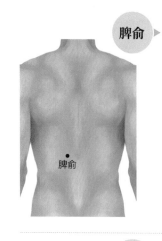

胃俞 ▶ 【定　位】在背部，第12胸椎棘突下，后正中线旁开1.5寸。

【功效主治】本穴位于足太阳膀胱经上，是胃的背俞穴，可调理脾胃，起到健脾胃、消积滞的作用。胃俞对胃肠蠕动有较好的调整作用，对内脏镇痛有较好疗效，尤其对腹部疾患的镇痛作用较强。

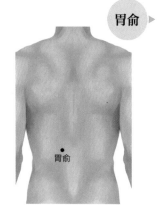
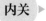

内关 ▶ 【定　位】在前臂正中，腕横纹上2寸，掌长肌腱与桡侧腕屈肌腱之间。

【功效主治】本穴位于手厥阴心包经上，可抑制胃酸分泌，调整肠道运动，解除胃肠痉挛，起到和胃降逆、止胃痛的作用。

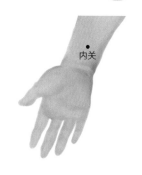

足三里 ▶ 【定　位】在小腿外侧，犊鼻下3寸，距离胫骨前缘一横指。

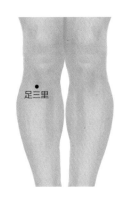

足三里

【功效主治】本穴位于足阳明胃经上，是治疗脾胃病的主穴，古人将其列入《四总穴歌》中，指出"肚腹三里留"，对慢性胃炎引起的胃痛、腹胀、消化不良等症均有明显的治疗效果，可起到健脾和胃的作用。

保健方法：以上各穴均可自行按摩，操作时，可按从上到下，从前到后的顺序用大拇指或中指依次按揉，每穴按揉3～5分钟，按揉时局部有酸胀或酸麻感效果更佳。

对胃痛症状明显者，应更改操作程序，可先用点穴止痛法。其一是在肢体的远端内关、足三里穴用点按法以缓解其痛。其二是在背部脾俞、胃俞或附近部位压痛点用点法或按法以缓解其痛。

另外根据患者的不同症状，可加用相应穴位，以增加疗效。对于伴有四肢不温、形寒怕冷的患者，可加用神阙穴，神阙穴在人体的脐窝中点，是人体重要的保健强壮穴位，可温阳救逆、调理肠胃。该穴可指揉5～10分钟，亦可用艾条温灸15～20分钟。如患者有嗳腐吞酸症状者，可加用天枢穴。天枢穴位于腹部脐旁2寸，属于胃经穴，又为大肠募穴，可调理胃肠，是治疗胃肠病的主要穴位之一。天枢穴对肠胃有双向调理作用。如患者每因情志因素而诱发本病，且伴有心烦易怒，善太息者，可加用太冲穴。太冲是足厥阴肝经的原穴，位于足背部，第1、2跖骨结合部的前方凹陷之中。太冲穴有疏肝调中的作用，可有效治疗因肝气犯胃所致的腹胀等症状。

二、日常调理

由于在慢性胃炎发病中，饮食因素占有重要地位，因此养成良好的饮食习惯是防治胃炎的关键。总的来说进食时要做到以下几点：

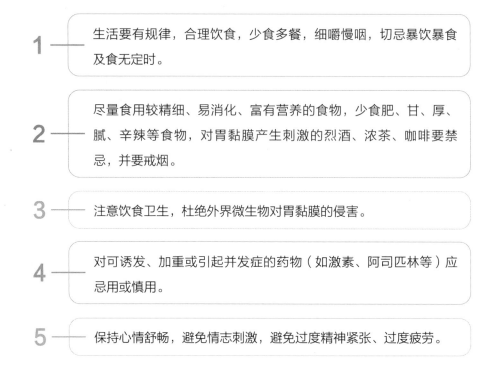

1 —— 生活要有规律，合理饮食，少食多餐，细嚼慢咽，切忌暴饮暴食及食无定时。

2 —— 尽量食用较精细、易消化、富有营养的食物，少食肥、甘、厚、腻、辛辣等食物，对胃黏膜产生刺激的烈酒、浓茶、咖啡要禁忌，并要戒烟。

3 —— 注意饮食卫生，杜绝外界微生物对胃黏膜的侵害。

4 —— 对可诱发、加重或引起并发症的药物（如激素、阿司匹林等）应忌用或慎用。

5 —— 保持心情舒畅，避免情志刺激，避免过度精神紧张、过度疲劳。

第十二节　慢性结肠炎

　　慢性溃疡性结肠炎是直肠和结肠一种原因未明的炎性疾病。由于其病因尚不清楚，又称为"慢性非特异性结肠炎"。主要临床表现是腹泻、黏液脓血便、腹痛和里急后重。病情轻重不一，病程日久，反复发作，患者可出现贫血、消瘦、低热等现象。本病侵犯的部位主要是黏膜和黏膜下层，黏膜表面有广泛的充血和出血，因而慢性结肠炎的诊断还必须具备肠镜下黏膜充血、水肿的表现。本病可发生于任何年龄，但以20～40岁为多，男女发病率无明显差别。实验室检查无特异性结肠炎的病原体发现。本病可能与免疫、遗传、感染及精神因素等有关。导致慢性结肠炎的因素有很多，归纳起来主要有两种，一是指肠道感染了细菌、霉菌等病毒，使肠道长期处于炎症状态，二是指由于人的身体过度疲劳、长期处于营养不良状态，以及情绪容易激动等，这些因素都可以诱发慢性结肠炎的发生。

中医学认为是虚寒性下利的一种表现，主要由于脾虚而失去正常运化功能所致，它与脾胃、肝、肾功能的失调有着密切关系。

一、特效穴位治疗

对于慢性结肠炎可选天枢、上巨虚、关元、合谷、大肠俞、长强6个穴位治疗。

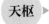

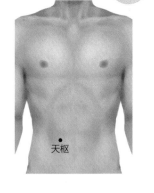

天枢 ▶ 【定　　位】在肚脐左右两拇指宽处，即肚脐旁2寸处。

【功效主治】本穴属于胃经穴，又为大肠募穴，位于脐旁，内应肠腑，故取之可调理胃肠，是治疗胃肠病的主要穴位之一。对于胃肠实证和虚证，腹胀肠鸣，泄泻或痢疾，绕脐痛（无其他阳性体征）等均可治疗。具有调理胃肠、理气和营的作用。天枢与关元、合谷三穴可通调肠腑的气血，理气化滞，对于慢性结肠炎的黏液脓血便和里急后重有明确治疗作用。

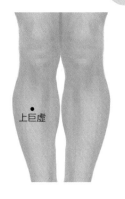

上巨虚 ▶ 【定　　位】在小腿部，髌骨下缘，髌韧带外侧凹陷下6寸，胫骨前嵴外一横指处。

【功效主治】本穴为手阳明大肠经之下合穴，《灵枢·邪气脏腑病形》篇说"合治内府"，所以上巨虚调肠胃、化积滞，可治疗慢性结肠炎的腹痛、泄泻、痢疾等症。上巨虚可加强肾上腺皮质的功能活动，提高白细胞吞噬指数。

关元 ▶ 【定　　位】在下腹部，前正中线上，脐中下3寸处。

【功效主治】本穴是人体重要的保健强壮穴位，其内为人体元气所藏之处，故名关元。关元穴能使白细胞吞噬功能增强，抗体提早产生，还可使抗体效价升高，从而提高机体抗病能力（主要是提高免疫功能）。关元对于肠腑病症有良效，尤其对于慢性结肠炎的腹泻、黏液脓血便、腹痛有较好的调理作用。

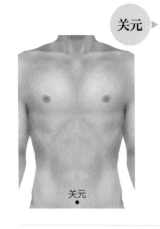
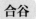

合谷 ▶ 【定　　位】在手背第1、2掌骨间，约平第2掌骨桡侧中点处。即以一手的拇指掌指骨关节横纹放在另一手拇、食指之间的指蹼缘上，拇指尖下是该穴。

【功效主治】本穴为手阳明大肠经腧穴，又为原穴，《灵枢·九针十二原》篇说："凡此十二原者，主治五脏六腑……之疾也。"故取合谷调理肠腑而治疗慢性结肠炎。动物实验证明合谷有明显的抗炎作用，针之可使白细胞总数增多，网状内皮系统的吞噬能力增强，补体效价提高，中性粒细胞相应增加，淋巴细胞相对减少。

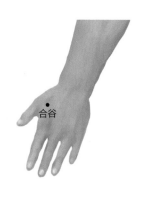

大肠俞 ▶ 【定　　位】在背部，第4腰椎棘突下，后正中线旁开1.5寸。

【功效主治】本穴位于足太阳膀胱经上，是大肠的背俞穴，可调理肠腑、清化肠道湿热，对于慢性结肠炎的腹痛、腹胀、泄泻、痢疾有良效。

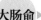
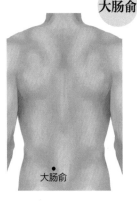

长强 ▶ 【定　　位】尾骨尖端和肛门连线之中点。

【功效主治】本穴位于肛门处，肛门为大肠之门户，故可调理肠腑，治疗慢性结肠炎的泄泻、肠炎痢疾。长强对大肠有调整作用，对蠕动迟缓者可使其蠕动增强；对功能亢奋者，可起到缓解作用。

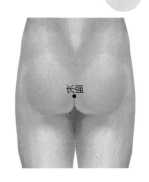

　　保健方法：以上各穴均可自行按摩，操作时，可按从上到下，从前到后的顺序用大拇指或中指依次按揉，每穴按揉3～5分钟，按揉时局部有酸胀或酸麻感效果更佳。

　　对于慢性结肠炎的治疗也可选用艾灸疗法。主穴分两组。（1）中脘、天枢、关元；（2）上巨虚。随症配脾俞、肾俞、大肠俞、足三里、太溪、太冲、三阴交、中膂俞等穴。主穴任选一组，亦可一组无效时改为另一组，或两组同用。配穴据症酌取，每次2～3穴。

　　第1组主穴灸法为取艾灸盒两个，将4～5段1～3寸长艾条，点燃后，放在艾灸盒内。令患者平卧暴露腹部，然后，将艾灸盒分别置于可覆盖中脘、天枢至关元的穴区（中脘穴上可用小号艾灸盒，天枢至关元穴，须用大号）。盒盖留1～2毫米孔隙。灸治部位温度渐升，以患者能耐受为度。如太烫，可将盒内艾段分散，或略抬高艾灸盒。30分钟后温度渐减，40分钟灸毕。

　　第2组主穴灸法为选双侧上巨虚，取准穴后以2%普鲁卡因注射液作一局麻皮丘，并涂以蒜汁，用黄豆大之艾炷，连续行直接灸，一般灸21～25壮，使穴区形成一直径0.8～1毫米的焦痂，痂下硬结厚度须达0.5毫米以上。5～7日形成灸疮，注意保持清洁，灸疮在3～5周内愈合。

　　配穴用艾条以雀啄灸，每次15～20分钟，以穴区皮肤出现红晕为度。每日或隔日1次，15～20次为1疗程。

　　捏脊疗法对慢性结肠炎也有较好的疗效。共分5条线，即大椎至长强穴1条，大杼至白环俞左右2条，附分至秩边左右2条。患者伏卧，术者双手拇食指指腹相对，自长强穴捏起肌肤，边捏边推，渐到大椎穴，如此反复3～5遍，每次捏至腰俞、肾俞、脾俞时，用力往上提拉几下肌肤，依此手法再捏其他诸线。

本病患者日常也可采用饮食疗法。

1. 无花果炖猪肉

取无花果干品50g，瘦猪肉250g。将猪肉洗净，加水适量，入无花果，瓦锅隔水炖熟，调味食用。

2. 荔枝粥

取干荔枝15枚，山药、莲子各15g，粳米100g。先将前3味加水煎煮，去渣取汁，后入粳米。常法煮粥，温热服食。

3. 姜汁牛肉饭

取鲜牛肉100g，姜汁适量，酱油、花生油各少许。将牛肉洗净剁成肉泥，放碗内加姜汁拌匀，下酱油、花生油再搅拌，待锅内米饭将熟时，把姜汁牛肉倒入米饭上摊开，蒸熟即成。

4. 羊肉黄芪羹

取羊肉250g，黄芪15g，乌梅15g，盐少许。先将黄芪、乌梅入锅内加清水1000ml，浸透，煎20分钟，去渣留汁，加入切成小块的羊肉、食盐，文火炖至烂熟，食肉喝汤。

慢性结肠炎患者还可选用食疗方银花红薯粥。红薯300g，大米200g，金银花15～30g，生姜2片。红薯切成小块或研成细粉，加入金银花（视临床症状轻重酌量）、生姜，按常法煮饭、煮粥均可。每日3餐均吃，要坚持吃，不少于3～4个月，方可逐步收效。红薯含大量食物纤维，可加强肠蠕动，其所含的多量维生素E参与胶原蛋白的合成，能促进溃疡面的愈合，而含有的大量胡萝卜素对上皮组织有良好的保护作用。在红薯饭内加入金银花会增强抗菌、抗炎功能，与生姜调胃和中的作用相结合。腹胀、腹痛症状均可减轻。

二、日常调理

1　避免受凉，控制情绪。

2　少纤维、低脂肪食物有促进肠蠕动、刺激肠壁的作用，但不易消化，对肠道不利，故应限制。多油及脂肪类食物，除不易消化外，其滑肠作用又可使腹泻加重，所以炸、煎及肥肉类食物应少吃，并控制食用油的用量。

3　注意补充蛋白质及维生素。在日常饮食中应选用一些易消化的优质蛋白质食品，如鱼、蛋、豆制品及富含维生素的新鲜嫩叶菜等。最好食用菜汁，以减少纤维的摄入，因为慢性结肠炎患者的消化吸收功能差，应采用易消化的半流少渣饮食，并做到少食多餐，以增加营养、改善症状。慢性结肠炎急性发作时，应食粥类、精米面类、鱼虾、蛋及豆制品和易消化的食物，以使肠道得到休息。

4　慢性结肠炎如有脱水低钠现象时，应及时补充淡盐水，食用菜叶汤以补充水、盐和维生素的丢失。

5　排气、腹泻过多时，应少食糖及易产气的食物，如薯类、豆类、牛奶等。

6　柿子、石榴、苹果都含有鞣酸及果胶成分，均有收敛止泻作用，慢性结肠炎可适量食用。

7　慢性结肠炎患者多身体虚弱、抵抗力差，尤其胃肠道易并发感染，因而更应注意饮食卫生，不吃生冷、坚硬及变质的食物，禁酒及辛辣刺激性强的调味品。

8 慢性结肠炎患者还应密切观察自己对各种食品的适应性，注意个体差异。如吃一些本不应对肠道造成影响的食品后腹泻加重，就要找出原因，摸索规律，以后尽量不要食用。

9 患者平常应加强锻炼，如打太极拳，以强腰壮肾、增强体质。

第十三节　慢性泄泻

　　泄泻指排便次数明显超过平日习惯的频率，粪质稀薄，每日排粪量超过200g，或含未消化食物或脓血。慢性泄泻指病程在两个月以上的腹泻或间歇期在2～4周内的复发性腹泻。本病发生常与以下诸因素有关：如痢疾或急性肠炎后或食物中毒后未能彻底治愈；或过食油腻食物；或过度疲劳等。慢性泄泻常有不定时之脐周或左下腹疼痛，轻则腹部胀痛，重则痉挛性绞痛，腹痛多发生于餐后，伴强烈便意，常在排气或大便后腹痛能自然缓解；腹泻与进餐、情绪波动有关，亦可出现腹泻与便秘交替性发作，排便稀薄，无脓血，但常带有黏液；厌食、恶心、呕吐、嗳气；腹胀、矢气，便后即能缓解；精神焦虑、抑郁、疲乏失眠、手足湿冷多汗、食欲减退、全身无力消瘦等。

　　中医学认为本病与脾虚的关系最为密切，脾虚失运，水谷不化精微，混浊内生，谷反为滞，水反为湿，混杂而下，并走大肠，而为泄泻。若平时脾胃素弱，复因情志失调，以致肝气郁结，横逆乘脾，运化失司，也可形成泄泻，若久病之后，损伤肾阳，或年老体衰，阳气不足，脾失温煦，运化失常，也可导致泄泻。但肝肾所致的泄泻，也多在脾虚的基础上产生的，故云"泄泻之本，无不由于脾胃"。

一、特效穴位治疗

　　慢性泄泻可选用天枢、神阙、足三里、上巨虚、胃俞、大肠俞、公孙7个穴位治疗。

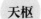

【定　　位】在肚脐左右两拇指宽处，即肚脐旁开2寸处。

【功效主治】本穴属于胃经穴，又为大肠募穴，位于肚脐旁，内应肠腑，故取之可调理胃肠，是治疗胃肠病的主要穴位之一。无论胃肠实证或虚证，腹胀肠鸣，泄泻或痢疾，绕脐痛（无其他阳性体征），均可治疗。具有调理胃肠、理气和营的作用，对于慢性泄泻的腹痛、腹胀、腹泻有明确的治疗作用。

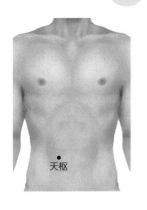

天枢

神阙 ▶ 【定　　位】脐窝中点。

【功效主治】本穴是人体重要的保健强壮穴位，可温补元阳、固本止泻。

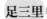

神阙

足三里 ▶ 【定　　位】在小腿外侧，犊鼻下3寸，距离胫骨前缘一横指。

【功效主治】本穴位于足阳明胃经上，是治疗脾胃病的主穴，古人将其列入《四总穴歌》中，指出"肚腹三里留"，可通过健脾益胃，起到调理胃肠功能的作用。

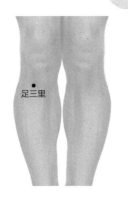

足三里

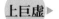

上巨虚 ▶ 【定　位】在小腿部，髌骨下缘，髌韧带外侧凹陷下6寸，胫骨前嵴外一横指处。

【功效主治】本穴为手阳明大肠经之下合穴，《灵枢·邪气脏腑病形》篇说"合治内府"，所以上巨虚调肠胃、化积滞，可治疗腹痛、腹胀、腹泻等症。上巨虚可加强肾上腺皮质的功能活动，提高白细胞吞噬指数。

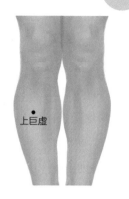

胃俞 ▶ 【定　位】在背部，第12胸椎棘突下，后正中线旁开1.5寸。

【功效主治】本穴位于足太阳膀胱经上，是胃的背俞穴，可调理脾胃，起到健脾胃、消积滞的作用。

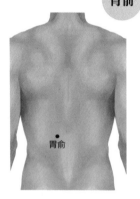

大肠俞 ▶ 【定　位】在背部，第4腰椎棘突下，后正中线旁开1.5寸。

【功效主治】本穴位于足太阳膀胱经上，是大肠的背俞穴，可调理肠腑、清化肠道湿热，对于慢性泄泻的腹痛、腹胀、泄泻有良效。

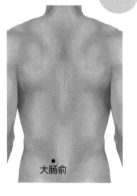

公孙▶【定　　位】在足部，第1跖骨基底部的前下缘，赤白肉际处。

【功效主治】本穴为脾经络穴，通于胃经，且为八脉交会穴之一，所以可调理脾胃、化湿，治疗慢性泄泻。

　　保健方法：以上各穴均可自行按摩，操作时，可按从上到下，从前到后的顺序用大拇指或中指依次按揉，每穴按揉3～5分钟，按揉时局部有酸胀或酸麻感效果更佳。

　　另外根据患者的不同症状，可加用相应穴位，以增加疗效。

　　对于伴有面色萎黄、神疲肢软的患者可加用脾俞、太白，脾俞位于背部，第11胸椎棘突下旁开1.5寸，可调理脾胃，起到健脾气、化水湿的作用。太白位于足内侧缘，足大趾本节后下方赤白肉际凹陷处。太白为原穴，《灵枢·九针十二原》指出："五脏有疾，当取之十二原"；太白又为"输"土穴，《难经·六十八难》又说："输主体重节痛"，可健脾和胃、理气化湿。

　　如患者黎明前腹中微痛、肠鸣即泻，可加用肾俞、命门。肾俞是肾的背俞穴，位于腰背部，第2腰椎棘突下旁开1.5寸；命门位于腰背部，第2腰椎棘突下。二者均可培元补肾，治疗泄泻（五更泄）。

　　如患者每因情志因素而诱发本病，且伴有嗳气食少、胸胁胀闷者，可加用肝俞、太冲。肝俞是肝的背俞穴，位于背部，第9胸椎棘突下旁开1.5寸；太冲是足厥阴肝经的原穴，位于足背部，第1、2跖骨结合部的前方凹陷之中。二者可疏肝调中。

二、日常调理

（一）饮食调理

　　慢性泄泻经久不愈，可导致营养不良，严重影响健康，除针对病因积极治疗外，还应做好饮食调理。

1 低脂、少纤维。含脂肪太多的食物，除不易消化外，其滑肠作用常会使泄泻症状加重，因此患者不应吃油炸、油煎、生冷及多纤维食物，可选择容易消化的细挂面、嫩菜叶、鱼、蛋及豆类制品等，以使肠道得到休息。

2 慢性泄泻患者如伴有脱水现象时，可喝些淡盐开水、菜汤、米汤、果汁、米粥等，以补充水、盐和维生素。

3 注意饮食卫生，不吃生冷、坚硬及变质食物，不喝酒，不吃辛辣刺激性强的食物。

4 慢性泄泻患者可以食用一些有止泻作用的药粥，比如山药莲子粳米粥：山药30g、莲子20g、粳米100g，煮粥，早、晚服用，有健脾和胃及止泻之效。

（二）体育锻炼

慢性泄泻患者，体质一般较差，应加强锻炼身体，以增强体质，如体操、太极拳、气功等。

另外保持心情舒畅，避免强烈刺激，对慢性泄泻患者的康复亦大有帮助。

第十四节　慢性胆囊炎

慢性胆囊炎系胆囊慢性病变，多发生于中老年人，因胆囊出口梗阻，细菌感染，胆汁淤积，胆石形成而引起。在临床上胆囊炎和胆石症常互为因果，相互伴发。胆囊炎常诱发胆结石，胆结石嵌顿又常促发胆囊炎。本病大多为慢性起病，亦可由急性胆囊炎反复发作而来。患者常感右胁部胀痛不适，并可向右肩胛放射，同时伴有消化不良、胃部饱胀、恶心，胆囊区可有明显压痛，患者常因饮食油腻而引起疼痛急性发作。

中医学认为，慢性胆囊炎多因肝胆失其疏泄条达，经脉气机阻滞而发为胁痛，主要责之于肝胆，与脾、胃、肾相关。

一、特效穴位治疗

慢性胆囊炎可选用日月（右）、章门（右）、肝俞、胆俞、丘墟、胆囊、阳陵泉7个穴位治疗。

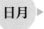

日月 ▶ 【定　　位】乳头直下，第7肋间隙，前正中线旁开4寸。

【功效主治】本穴为胆之募穴，可利胆降逆、调理肠胃，治疗慢性胆囊炎右胁部胀痛不适、消化不良、胃部饱胀、恶心。

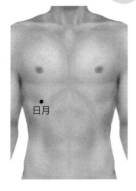

章门 ▶ 【定　　位】第11肋端，垂臂曲肘肘端处。

【功效主治】本穴既是肝经腧穴，又是脾之募穴和八会穴之一，脏会章门，还是肝经与胆经的交会穴。所以具有疏肝理气、健脾和胃的作用。主要治疗肝胆疾患和脾胃病变，对慢性胆囊炎右胁部胀痛不适、消化不良、胃部饱胀、恶心等症疗效独特。

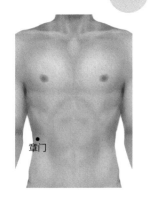

肝俞 ▶ 【定　　位】在背部，第9胸椎棘突下，后正中线旁开1.5寸。

【功效主治】本穴是肝的背俞穴，可疏肝利胆，治疗慢性胆囊炎右胁部胀痛不适。

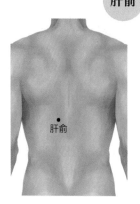

胆俞 ▶ 【定　　位】在背部，第10胸椎棘突下，后正中线旁开1.5寸。

【功效主治】本穴是肝的背俞穴，可清肝利胆，治疗慢性胆囊炎右胁部胀痛不适。

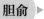

丘墟 ▶ 【定　　位】在足外踝前下方，趾长伸肌腱外侧凹陷中。

【功效主治】本穴为胆经原穴，《灵枢·九针十二原》指出："五脏有疾，当取之十二原。"可疏肝利胆，治疗慢性胆囊炎右胁部胀痛不适。

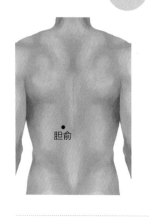

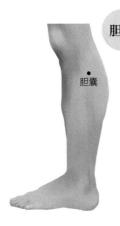

胆囊 ▶ 【定　　位】在小腿外侧，腓骨小头前下方凹陷处直下2寸（可以压痛点为穴）。

【功效主治】胆囊病的患者往往在此处表现为压痛，可用于辅助诊断。治疗胆道疾患，尤其对急慢性胆囊炎、胆石症、胆道蛔虫病、胆绞痛疗效确切。

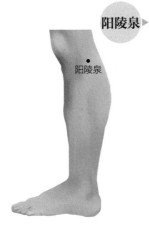

阳陵泉 ▶ 【定　　位】在小腿外侧，腓骨小头前下方凹陷中。

【功效主治】本穴为足少阳胆经的合穴，"合治内腑"，可清湿热、利肝胆，治疗胁痛。

　　保健方法：以上各穴均可自行按摩，操作时，可按从上到下，从前到后的顺序用大拇指或中指依次按揉，每穴按揉3～5分钟，按揉时局部有酸胀或酸麻感效果更佳。

　　此外，患者还可尝试金钱败酱茵陈茶。金钱草、败酱草、茵陈各30g，煎汁1000ml，加白糖适量代茶饮。

二、日常调理

1 调节饮食，慢性胆囊炎的膳食，应根据病情给予低脂肪、低胆固醇的半流质食物或低脂肪，低胆固醇的软食。大量饮水，保持每日1500～2000ml水量的摄入，以利于胆汁的稀释，减少胆汁淤积。忌食用刺激性食物或浓烈的调味品。少食多餐。避免便秘发生，因其能影响胆汁的排出，所以适当用些含粗纤维的蔬菜和水果。

2 对疾病较重，影响生活和工作者可考虑手术治疗。

第十五节 感冒

感冒俗称"伤风"，是由病毒或细菌引起的上呼吸道炎症。本病的发病率高，全年均可发生，但以冬春寒冷季节为多见。感冒起病较急，早期症状有咽部干痒或灼热感、喷嚏、鼻塞、流涕，开始为清水样鼻涕，2～3天后变稠；可伴有咽痛；一般无发热及全身症状，或仅有低热、头痛。一般经5～7天痊愈。感冒发作后继发细菌感染。感冒起病时鼻内有干燥感及痒感、打喷嚏、全身不适或有低热，以后渐有鼻塞、嗅觉减退、鼻黏膜充血、水肿、有大量清水样或脓性分泌物等。若无并发症，病程为7～10天。

中医学认为，本病多因风邪外袭，肺气失于宣降所致。因肺主气，开窍于鼻，外合皮毛，外邪内侵必先犯肺，根据其病情表现，有风寒与风热之分。

一、特效穴位治疗

感冒可选用太阳、风池、大椎、列缺、合谷5个穴位治疗。

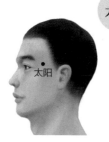

太阳 ▶ 【定　位】在头侧面，眉外梢与外眼角连线中点，向后约一横指的凹陷中。
【功效主治】本穴是重要的一个经外奇穴，可起到清头明目作用。

风池 ▶ 【定　位】在颈后区，枕骨之下，项部胸锁乳突

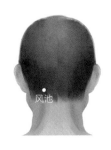

肌和斜方肌之间的凹陷中。

【功效主治】本穴属足少阳胆经穴位，是足少阳和阳维脉的交会穴，具有祛风的作用，阳维脉"维络诸阳"而主表，故风池穴是祛风解表之要穴。

大椎▶

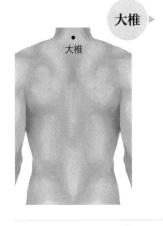

【定　　位】在第7颈椎棘突下凹陷中，后正中线上。

【功效主治】本穴为"诸阳之会"，阳主表，取之通阳解表以清热，为退热要穴。对各种急性传染性疾病都有退热作用，对感冒引起的热度高、病程短的患者，退热效果特别好。

列缺▶

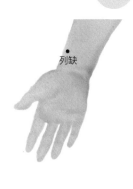

【定　　位】在桡骨茎突上方，腕横纹上1.5寸。 即两手虎口自然平直交叉，一手食指按于另一手桡骨茎突上，食指尖下凹陷处。

【功效主治】本穴属手太阴肺经，肺主皮毛，且为其络穴，别走手阳明大肠经，阳明之脉上达头面。历代针灸医家对列缺穴的应用比较重视，将它列入《四总穴歌》中，即"头项寻列缺"。取列缺可疏风解表、宣肺利气，对感冒之头痛、项强、咳嗽、咽喉肿痛疗效显著。

合谷▶

【定　　位】在手背第1、2掌骨间，约平第2掌骨桡侧中点处。即以一手的拇指掌指骨关节横纹，放在另一手拇、食指之间的指蹼缘上，拇指尖下是该穴。

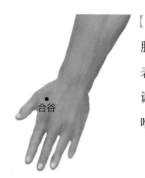

合谷

【功效主治】本穴为手阳明大肠经原穴，手阳明大肠经与手太阴肺经相表里，肺主表，主外感邪气在表诸疾，故为治疗表证的主穴。取之可疏风解表、调和营卫、清利头目。可治疗感冒引起的头痛、咽喉肿痛、无汗、多汗等症。

保健方法：以上各穴均可自行按摩，操作时，可按从上到下的顺序用大拇指依次按揉，每穴按揉3～5分钟，按揉时局部有酸胀或酸麻感效果更佳。

另外根据患者的不同症状，可加用相应穴位，以增加疗效。

恶寒重发热轻者，可加用风门、肺俞。风门位于第2胸椎棘突下旁开1.5寸，属足太阳膀胱经。太阳主一身之表，为风邪侵入之藩篱，风门乃风邪侵入人体之门户，又主治风疾。对于风邪袭表所致感冒咳嗽、发热头痛、多涕、鼻塞、项强等症，取风门疏风解表以治之。肺俞位于第3胸椎棘突下旁开1.5寸，属足太阳膀胱经，为肺的背俞穴。肺主表，取之可调理肺气、疏风解表，治疗感冒。

如患者微恶风寒、发热重，可加用曲池、尺泽。曲池位于手肘部，屈肘成直角，肘横纹外端与肱骨外上髁连线的中点处是该穴，可清热疏风。尺泽位于肘横纹中，肱二头肌腱桡侧缘，为肺经水穴（合穴），水能制火，取之清肺热。

头痛重者加印堂，印堂位于两眉头连线的中点，对准鼻尖处。可疏风解表，治疗头痛、急慢性鼻炎。

鼻塞重者可加迎香，迎香位于鼻翼外缘中点，旁开0.5寸，鼻唇沟中。迎香穴治鼻疾，主要是发挥其局部的治疗作用，且肺开窍于鼻，与大肠相表里，故迎香可清热散风、通利鼻窍。

感冒患者还可采用贴敷的方法。取大蒜2枚捣汁拌面粉做成圆锥状，塞入鼻孔（两侧交替），每次留塞15～20分钟，每日4～5次。具有祛风散寒、宣肺通窍的功效。取葱白、生姜各30g，食盐5g，共捣成糊状，加入适量白酒调匀，用纱布包好，涂擦胸背、肘腘窝及手足心。一般有解表散邪的功效，涂擦后15分钟左右会有汗出，感冒诸症可以解除。

感冒患者还可尝试饮食疗法。取苏叶3～6g，生姜3g，洗净切碎，放入茶杯内，冲入沸水200～300ml，加盖泡10分钟，再放入红糖15g搅匀，趁热饮用。本方具有解表散邪的功效，适用于感冒初起，恶寒、无汗、头痛者。

二、日常调理

感冒是一种常见的多发病，日常调理特别重要，可从以下几方面加以注意：

1　在感冒流行期应避免去公共场所，增强自我保护意识。

2　一旦患病后要及时治疗，注意休息，多饮热水。

3　若伴有继发感染时，应配合有效抗生素正确使用。

4　对于体质较差，容易感冒的人群，应加强体育锻炼、增强体质。

第十六节　哮喘

哮喘是因过敏原或其他非过敏因素引起的一种支气管反应性增高的疾病，通过神经体液而导致气道可逆性的痉挛、狭窄。本病病因和发病机制尚未完全明了。但遗传、过敏体质，与本病形成关系很大。多数患者有婴儿湿疹、过敏性鼻炎，对某些食物、药物有过敏史，但亦有家属中无过敏史者。临床上表现为发作性带有哮喘音的呼气性呼吸困难，持续数分钟至数小时，可自行或经治疗后缓解；严重时可延续数日至数周或呈反复发作病程。长期反复发作常并发慢性支气管炎和肺气肿。本病可发生于任何年龄，但半数以上在12岁前起病。成人男女发病率大致相仿。

一、特效穴位治疗

哮喘可选用定喘、肺俞、肾俞、膻中、尺泽、列缺6个穴位治疗。

定喘 ▶ 【定　　位】第7颈椎棘突下，后正中线旁开0.5寸。

【功效主治】本穴为经外奇穴，是治疗哮喘的特效穴。

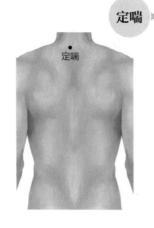

肺俞 ▶ 【定　　位】在背部，第3胸椎棘突下，后正中线旁开1.5寸。

【功效主治】本穴属足太阳膀胱经，为肺的背俞穴。可调整支气管平滑肌，增加肺通气量，使多数患有支气管哮喘患者停止发作或明显减轻。取之可调理肺气、止咳平喘，治疗哮喘。

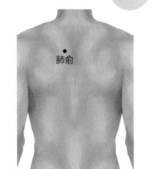

肾俞 ▶ 【定　　位】在腰部，第2腰椎棘突下，后正中线旁开1.5寸。

【功效主治】本穴可补益肾气，治疗哮喘之呼吸表浅、体虚等。

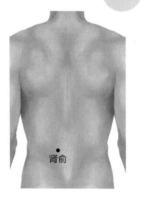

膻中 ▶ 【定　　位】在胸部，前正中线上，平第4肋间隙，位于两乳头连线的中点。

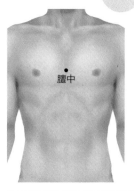

【功效主治】本穴为气之会穴，有调节气机的作用。膻中是宗气汇聚的部位，《灵枢·邪客》篇说："宗气积于胸中，出于喉咙，以贯心脉，而行呼吸焉。"取之可宽胸理气、调理心肺、行气活血，治疗哮喘。

尺泽 ▶ 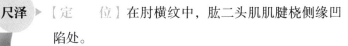【定　　位】在肘横纹中，肱二头肌肌腱桡侧缘凹陷处。

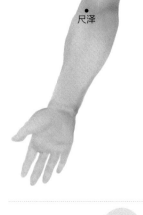

【功效主治】本穴为肺经之合穴，属水，为本经子穴。根据"实则泻其子"的原则，凡肺经之实证、热证所致的哮喘，尺泽穴可主治。

列缺 ▶ 【定　　位】在桡骨茎突上方，腕横纹上1.5寸。 即两手虎口自然平直交叉，一手食指按于另一手桡骨茎突上，食指尖下凹陷处。

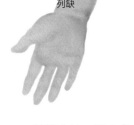

【功效主治】本穴属手太阴肺经，连肺系（气管、咽喉），故列缺可宣肺利气，治疗哮喘。

保健方法：以上各穴均可自行按摩，操作时，可按从上到下的顺序用大拇指依次按揉，每穴按揉3～5分钟，按揉时局部有酸胀或酸麻感效果更佳。

哮喘患者还可采用穴位贴敷的方法。取白芥子30g、甘遂15g、细辛15g研末，用生姜汁调为糊状，敷于肺俞、膻中、定喘穴，30～60分钟后取掉，局部可有红晕微痛。若起泡，消毒挑破，涂烫伤油。

哮喘患者还可采用茯苓大枣粥治哮喘。茯苓粉90g，红枣10枚，粳米150g，精盐、味精、胡椒粉各适量。将粳米、大枣淘洗干净，与茯苓粉一同放入砂锅内加水适量，大火烧沸，改用文火煮至粥熟，调入精盐、味精、胡椒粉即成。每日1剂，2次分服。

二、日常调理

1. 去除诱因，减少发作机会。
2. 重视缓解期综合治疗。
3. 增强抗病能力，进行脱敏治疗、菌苗治疗等。
4. 注意气候影响，防寒保暖，防止外邪诱发。
5. 忌食烟、酒、油腻、酸、辣、腥、膻等物。
6. 防止过度劳累和情志刺激。

第十七节　面瘫

面瘫根据病因可分为周围性和中枢性。周围性面瘫是茎乳突孔内（面神经管）面神经急性非化脓性炎症引起的。可能为病毒感染，面神经水肿，受压，髓鞘或轴突有不同程度的变性而致麻痹。急性起病，迅速发展至完全性面瘫，多为一侧性。任何年龄均可发病，以年轻男性较多。临床表现为清晨起床洗漱时发现口角歪斜。患侧面部表情肌瘫痪，前额皱纹消失，眼裂扩大，鼻唇沟平坦，人中沟偏歪，口角下垂，面部被牵向健侧。进餐时食物易残留在患侧齿颊间隙内，并常有口水自该侧口角淌下。可伴有舌前2/3味觉减退或消失，泪点随下睑外翻有泪外溢。同侧内耳、乳突部疼痛等。

中医学认为本病易发生于气血虚弱者，气血虚弱、复感风寒之邪，使颜面经脉气血凝滞，不能濡养筋脉而致，有口眼歪斜、面瘫之称。

一、特效穴位治疗

对于面瘫的治疗可选攒竹、四白、阳白、颧髎、地仓、颊车、迎香、翳风、风池、合谷10个穴位。

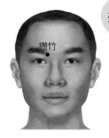

攒竹 ▶ 【定　　位】眉头下方凹陷处即是。

【功效主治】本穴位于眉头、临近眼部，具有祛风清热的作用，可以主治面神经麻痹引起的眼裂增宽。

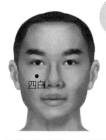

四白 ▶ 【定　　位】在眼球正下方，眼眶下缘的骨骼凹陷中。

【功效主治】本穴属足阳明胃经穴位，近于眼部，可治疗口歪眼斜。

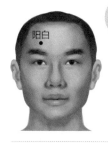

阳白 ▶ 【定　　位】在前额部，瞳孔直上，眉上1寸。

【功效主治】本穴属足少阳胆经，可清利头目、疏风泄热，治疗面瘫。

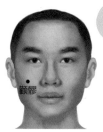

颧髎 ▶ 【定　　位】外眼角直下，颧骨下缘凹陷中。

【功效主治】本穴属手太阳小肠经，近上齿，可散风活络，治疗口眼歪斜。

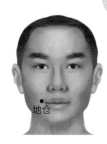

地仓 ▶ 【定　　位】口角旁0.4寸，即目正视，瞳孔直下与口角水平的交点处。

【功效主治】本穴位于口角旁，属足阳明经脉"入下齿中，还出挟口还唇，下交承浆"，故取地仓祛风通络，治疗口歪、流涎。《杂病穴法歌》说："口噤歪斜流涎多，地仓颊车仍可举。"

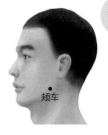

颊车 ▶ 【定　　位】在下颌角前上方约一横指，按之凹陷处，咀嚼时咬肌隆起最高点。

【功效主治】本穴属足阳明经脉"下循鼻外，入上齿中，还出挟口还唇，下交承浆，却循颐后下廉，出大迎，循颊车，上耳前，过客主人"。据"经脉所过，主治所及"的原理，颊车可疏风清热、开关通络，治疗口歪。

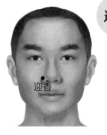

迎香 ▶ 【定　　位】在面部，鼻翼外缘中点旁，鼻唇沟中。

【功效主治】本穴属手阳明经，其脉贯颊环口，又位于面，近于口，且阳明为多气多血之经，故刺之可清热散风、调理气血，是治疗口歪之常用穴。

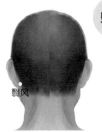

翳风 ▶ 【定　　位】在颈部，耳垂后方，乳突下端前方凹陷中。

【功效主治】翳者，蔽也。该穴善祛风邪，故名翳风。所以善治风病，诸如风邪引起的口眼㖞斜、牙关紧闭等，均可主治，且本穴又临近病变部位，故疗效甚佳，是解除面瘫、乳突部疼痛的必用穴。从现代解剖学观点看，此部位深部为面神经干从颅骨穿出之处，损伤可致面神经麻痹，故用于面瘫的治疗效果甚佳。

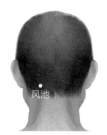

风池 ▶ 【定　　位】在颈后区，枕骨之下，项部胸锁乳突肌和斜方肌之间的凹陷中。

【功效主治】本穴属足少阳胆经穴位，为足少阳和阳维脉的交会穴，阳维脉"维络诸阳"而主表，故风池穴是祛风之要穴；又足少阳经和足厥阴经相表里，肝胆内寄相火，为"风木之脏"极易化火动风。所以风池穴的特点是治疗有关外风和内风引起的病症。足少阳经脉起于目外眦，行于偏头部，入于耳中；足少阳经别散于面，系目系；且风邪袭人，多侵犯头部，所谓"伤于风者上先受之"，说明头面五官病症多与风邪有关，故而风池穴可疏风解表、平肝息风、清利头目，治疗面瘫。

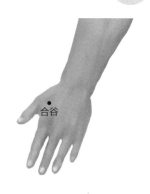

合谷 ▶ 【定　　位】在手背第1、2掌骨间，约平第2掌骨桡侧中点处。即以一手的拇指掌指骨关节横纹，放在另一手拇、食指之间的指蹼缘上，拇指尖下是该穴。

【功效主治】本穴属手阳明大肠经，其脉贯颊，循行头面，入下齿中，在鼻旁与足阳明经相衔接；足阳明经和眼相联系，其经别系目系；故合谷可用于治疗口眼歪斜。手阳明大肠经与手太阴肺经相表里，取之可疏风解表、清利头目。

保健方法：以上各穴均可自行按摩，操作时，可按从上到下的顺序用大拇指依次按揉，每穴按揉3～5分钟，按揉时局部有酸胀或酸麻感效果更佳。

面瘫患者还可采用穴位贴敷的方法。将马钱子挫为粉末0.3～0.6g，敷于太阳、阳白、颧髎、地仓、颊车等穴位上，5～7日换药1次。或用蓖麻仁捣烂加少许麝香，敷于上述穴位，3～5日换药1次。或用白附子研末加少许冰片，敷于上述穴位，每日1次。

二、日常调理

1　面瘫患者往往由于面部肌肉瘫痪，导致饮食困难，进食时从少量食物开始，将食物放在健侧舌后方，细嚼慢咽，少量多餐，合理调配饮食。根据病情给予半流质或普食，应以清淡、易消化饮食为主，多食新鲜蔬菜、水果、粗粮、豆类、鱼类。避免辛辣、酸、干、硬、粗糙食物。进食前后做好口腔护理，如漱口、清洁口腔，防止口腔溃疡的发生。适当增加B族维生素的摄入。

2　可使用眼罩、眼膏、眼药水来保护暴露的角膜及防止结膜炎。

3　局部注意保暖，勿用冷水洗脸，外出要戴口罩。

4　平时心情保持愉悦轻松，劳逸适度，充足睡眠。

5　适当活动，加强身体锻炼，常听轻快音乐，心情平和。

第十八节　牙痛

牙痛是指牙齿因各种原因引起的疼痛，为口腔疾患常见的症状之一，可见于西医学的龋齿、牙髓炎、根尖周围炎和牙本质过敏等。遇冷、热、酸、甜等刺激时牙痛发作或加重，当急性发作时，疼痛十分剧烈。其中，急性牙髓炎表现为间歇性的阵痛，夜间加重，患者不能明确指出患牙；急性根尖周围炎则为持续性疼痛，患牙的位置患者不能正确指出；急性冠周炎有明显的牙龈红肿。

中医学认为手、足阳明经脉分别入下齿、上齿，大肠、胃腑积热，或风邪外袭经络，郁于阳明而化火，火邪循经上炎而发牙痛。肾主骨，齿为骨之余，肾阴不足，虚火上炎亦可引起牙痛。亦有多食甘酸之物，口齿不洁，垢秽蚀齿而作痛者。因此，牙痛主要与手足阳明经和肾经有关。

一、特效穴位治疗

对于牙痛的治疗可选合谷、颊车、下关3个穴位。

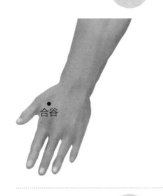

合谷 ▶ 【定　　位】在手背第1、2掌骨间，约平第2掌骨桡侧中点处。即以一手的拇指掌指关节横纹，放在另一手拇、食指之间的指蹼缘上，拇指尖下是该穴。

【功效主治】本穴属手阳明大肠经，其脉贯颊，循行头面，入下齿中，在鼻旁与足阳明经相衔接，因合谷穴为临床治疗头面的常用穴，故《四总穴歌》中有"头面合谷收"之说。取之可疏风解表、通经止痛，对于牙痛效果甚佳。

颊车 ▶ 【定　　位】在下颌角前上方一横指，按之凹陷处，咀嚼时咬肌隆起最高点。

【功效主治】本穴属足阳明经脉"下循鼻外，入上齿中，还出挟口还唇，下交承浆，却循颐后下廉，出大迎，循颊车，上耳前，过客主人"。据"经脉所过，主治所及"的原理，颊车可疏风清热、开关通络，治疗牙痛，尤以上齿痛效良。

下关 ▶ 【定　　位】在颧弓下缘，下颌骨髁状突之前方，切迹之间凹陷中，合口有孔，张口即闭。

【功效主治】本穴属足阳明胃经，其脉入上齿中，下关穴又近于上齿部，故治疗以上牙痛为主。

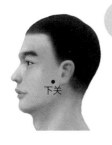

保健方法：以上各穴均可自行按摩，操作时，可按从上到下的顺序用大拇指依次按揉，每穴按揉3～5分钟，按揉时局部有酸胀或酸麻感效果更佳。

另外根据患者的不同症状，可加用相应穴位，以增加疗效。若牙痛剧烈伴有牙龈肿胀者，可加用外关、风池。外关位于腕背横纹上2寸，尺桡骨之间，属手少阳三焦经。该穴行头之侧部、上项、入耳中，抵达眼部，又具疏风清热之功，可治疗风火牙痛。风池位于头后部，属足少阳胆经穴位。该穴正好位于枕骨之下，项部胸锁乳突肌和斜方肌之间的凹陷中。风池穴的主要作用是祛风，本穴是足少阳和阳维脉的交会穴，阳维脉"维络诸阳"而主表，故风池穴是祛风之要穴，取之可疏风清热，治疗风火牙痛。患者兼见口臭、便秘者，可加用内庭、二间。内庭位于足背第2、3趾间缝纹端后凹陷中，属足阳明胃经。足阳明经入于齿，内庭穴是五输穴中的"荥"穴，"荥主身热"，内庭穴的特点就是清热。二间位于食指本节前，桡侧凹陷中，属手阳明大肠经。手阳明入下齿中，二间穴是五输穴中的"荥"穴，"荥主身热"可清热疏风治疗阳明经热引起的牙痛。如牙痛时作时止、隐隐作痛者，可加用太溪、行间。太溪位于足内侧，内踝高点与跟腱之间的凹陷中，属足少阴肾经，可调补肾气、滋补肾阴以治疗肾阴虚所致牙痛。行间位于足背，第1、2趾间趾蹼缘的尽头，属足厥阴肝经。足厥阴肝经下颊里，环唇内，且行间为本经"荥"穴，故取之疏肝理气、清热止痛、通经活络之功，治疗肝肾阴虚所致牙痛。

二、日常调理

1. 注意口腔卫生，养成"早晚刷牙，饭后漱口"的良好习惯。
2. 发现蛀牙，及时治疗。
3. 睡前不宜吃糖、饼干等淀粉之类的食物。
4. 宜多吃清胃火及清肝火的食物，如南瓜、西瓜、荸荠、芹菜、萝卜等。
5. 忌酒及热性动火食品。
6. 脾气急躁，容易动怒会诱发牙痛，故宜心胸豁达，情绪宁静。
7. 保持大便通畅，勿使粪毒上攻。
8. 勿吃过硬食物，少吃过酸、过冷、过热食物。

第十九节 耳鸣、耳聋

耳鸣是指患者自觉耳内鸣响，如闻蝉声，或如潮声。耳鸣是患者耳内或头内有声音的主观感觉，因听觉功能紊乱而引起。由耳部病变引起的耳鸣，常与耳聋或眩晕同时存在；由其他因素引起的耳鸣，则可不伴有耳聋或眩晕。耳聋是指不同程度的听觉减退，甚至消失。二者临床表现和伴发症状虽有不同，但在病因病机上却有许多相似之处。中医学认为耳鸣、耳聋可因肝胆风火上逆，导致少阳经气闭阻，或因肾虚气弱、肝肾亏虚、精气不能上濡于耳而成。本病发生均与肝肾有密切的关系。

一、特效穴位治疗

对于耳鸣、耳聋的治疗可选听宫、听会、耳门、翳风、中渚5个穴位。

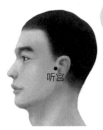

听宫 ▶ 【定　　位】在耳屏与下颌关节之间，微张口呈凹陷处。

【功效主治】本穴属手太阳小肠经，为手太阳与手、足少阳交会穴，三脉均入耳中，而听宫穴位于耳部，所以可宣耳窍，为治疗耳疾之要穴。取之可聪耳窍，治疗耳鸣、耳聋。

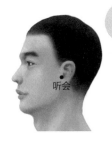

听会 ▶ 【定　　位】在耳屏间切迹的前方，下颌骨髁状突的后缘，张口有凹陷处。

【功效主治】本穴属足少阳胆经，其脉入耳中，听会穴位于耳前，所以取之能疏风清热、通窍聪耳，治疗耳鸣、耳聋。

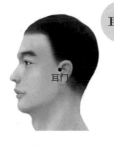

耳门 ▶ 【定　　位】在耳屏上切迹前，下颌骨髁状突后缘凹陷中，张口凹陷明显。

【功效主治】本穴属手少阳三焦经，其脉入耳中，耳门穴又位于耳前，取之聪耳开窍、散风通络，治疗耳鸣、耳聋。

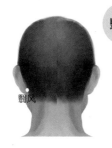

翳风 ▶ 【定　　位】在颈部，耳垂后方，乳突下端前方凹陷中。

【功效主治】本穴属手少阳三焦经，其脉入耳中，翳风又位于耳部，为手足少阳之会，故可散风热、聪耳窍，为治疗耳病之要穴。《百症赋》："耳聋气闭，全凭听会、翳风。"

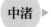

中渚 ▶ 【定　　位】在手背，第4、5掌骨小头后缘之间凹陷中。

【功效主治】本穴是手少阳三焦经的"输"穴，在五行属木，而三焦经本身主相火，故中渚多用于三焦火盛，循经上扰诸窍引起的病症，又手少阳三焦经入耳中，故取之可清热开窍，治疗耳鸣、耳聋。

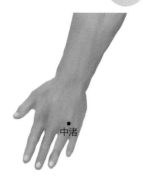

　　保健方法：以上各穴均可自行按摩，操作时，可按从上到下的顺序，用大拇指依次按揉，每穴按揉3～5分钟，按揉时局部有酸胀或酸麻感效果更佳。

二、日常调理

1—— 避免爆震声和长时间的与噪声接触。

2 —— 适当调整工作节奏，放松耳鸣患者的情绪，转移对耳鸣的注意力。

3 —— 避免使用使耳鸣症状加剧的药物。

4 —— 戒除使耳鸣症状加重的不良习惯，如饮浓茶、咖啡、可可、酒等刺激性饮料。

5 —— 注意减少肥甘饮食，减少温燥食物，以防积滞成痰，加重病情。减少脂肪的摄入，多吃含铁、含锌、有活血作用的食物，养成喝牛奶的习惯。

第二十节　颈椎病

　　颈椎病，又称颈椎综合征，是以颈项、肩部疼痛，颈僵活动受限，有一侧或双侧上肢麻木、软弱无力，或伴有头晕、头痛、恶心、呕吐、耳鸣、耳聋、视物模糊、心绞痛、高血压、腹胀、便秘、下肢乏力等多种症状。这些症状常因头部转动或侧弯向某一位置及天气变化而诱发加重。颈椎病主要与颈椎间盘受损、小关节错位、韧带增生肥大或钙化、软组织损伤而导致血管、神经受损有关。主要症状为头昏、头疼、颈僵、颈肩及上肢疼痛等。按临床特点又分为神经根型、脊髓型、食道型、椎动脉型、交感神经型、混合型。

　　中医学认为颈椎病的病因主要以内伤为主。病位在颈项，责之肝肾，肝肾由盛而衰，筋骨得不到精血的充分濡养而逐渐退化变性是造成本病发生、发展的基本因素。此外，还有外伤、劳损、风寒湿侵袭等致病因素。因此本病是内外结合下发病的，其特点是病程迁延、症状繁杂、轻重悬殊，属于本虚标实、虚实夹杂之证。

一、特效穴位治疗

对于常见型颈椎病可选用风池、颈夹脊、合谷、后溪、列缺等穴位进行治疗。

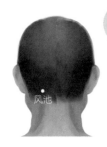

风池 ▶ 【定 位】在颈后区，枕骨之下，胸锁乳突肌和斜方肌的凹陷处。

【功效主治】本穴属足少阳胆经穴位，是手、足少阳经、阳维脉之会穴，具有祛风散寒、清头明目、舒筋活络之功。能改善颈动脉供血状况、缓解颈肌紧张，以治疗颈椎病的头痛、头晕、颈僵痛、活动受限等症。

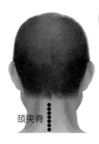

颈夹脊 ▶ 【定 位】在颈椎棘突两侧，分别位于第1至第7颈椎棘突下旁开0.5寸处，每侧7个穴位。

【功效主治】本穴因脊柱与经络有着广泛联系，且因督脉，手、足三阴经，手、足三阳经多数有"挟脊""贯脊""循脊""属脊"之称，又有诸阳经都在此处交会，所以可以很好的起到舒筋活络，调理脏腑、经络的作用。对颈椎病引起的头项部、颈肩部、上肢诸症有很好的疗效。

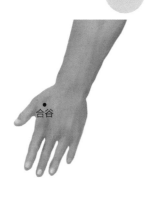

合谷 ▶ 【定 位】在手背第1、2掌骨之间，约平第2掌骨桡侧中点处。即以一手的拇指掌指关节横纹，放在另一手拇、食指之间的指蹼缘上，拇指尖下是该穴。

【功效主治】本穴又称"虎口穴"，有"能治百病"之称，这说明了其治疗范围广、病种多。合谷穴为手阳明大肠经穴，具有疏风解表、通络止痛的功效，为手阳明经的合穴，在《四总穴歌》中称为"面口合谷收"，故合谷主治所属经脉远端的病变和局部病变。所以合谷对颈椎病引起的上肢、腕、肘、肩关节部的麻木、疼痛、痉挛等具有良好效果。

后溪 ▶ 【定　　位】握拳取穴，在掌指关节后的掌心横纹头的尺侧，为赤白肉际之间（即手掌和手背的皮肤分界处）。

【功效主治】本穴为手太阳小肠经穴，具有通调督脉、舒筋活络的功效，为八脉交会穴之一，既能调节督脉，又能宣通太阳经气，故对颈椎病导致的前后仰俯困难、颈椎肌肉痉挛、后头痛、肘臂麻木疼痛、耳鸣耳聋等具有良好效果。

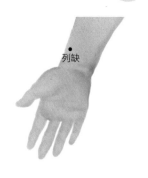

列缺 ▶ 【定　　位】在桡骨茎突上方，腕横纹上1.5寸。即两手虎口自然平直交叉，一手食指按于另一手桡骨茎突上，食指尖下凹陷处。

【功效主治】本穴属于手太阴肺经之穴，具有宣肺理气、疏风解表、通经活络的功效。是肺之络穴，又是八脉交会穴，主通任脉，《四总穴歌》中称"头项寻列缺"，故对颈椎病引起的颈项强痛、头痛眩晕等疗效很好。

风池、后溪、列缺三穴相配，风池为近部取穴，能祛风通络、舒筋解痉、开窍明目。后溪与列缺相配，能总调任督二脉，宣通太阳经。对前后俯仰困难者用之活络舒筋、止痛之力更著，所以三穴合用对颈椎病诸症皆有良效。

保健方法：以上各穴都可自我进行按摩，操作时局部如有酸胀或麻胀感则效果更好。

此外根据颈椎病的不同证型，可酌配相应的穴位以增强疗效。若患者有眩晕、头痛、失眠可加百会穴。百会穴为督脉之穴，具有醒脑开窍之功，对头晕、失眠有良好的效果。若症见头晕耳鸣、精神萎靡、记忆力减退，可加肝俞、肾俞。二穴均属膀胱经穴位，可补肝肾、益精血、强筋骨，为治本之穴。

若见肩背四肢疼痛、汗出、怕风、全身发紧等症，可加大椎、风门。大椎为督脉穴，低头取穴，在颈部皮下最高隆起的棘突下凹陷处，为诸阳之会，具有祛风散寒、舒筋通络之功。可用艾条温灸大椎10~20分钟或热敷，都能达到很好的疗效。

若颈肩部疼痛、四肢肌肉僵硬、筋脉拘急、行动不利或伴有震颤，可加阳陵泉和悬钟穴。阳陵泉在小腿外侧腓骨小头前下方的凹陷中，用手在膝盖外侧向下推摸到的骨性隆起就是腓骨小头隆起，前下方凹陷处即是阳陵泉穴。阳陵泉属于足少阳胆经之穴，为八会穴，"筋会于阳陵泉"，故具有舒筋通络，为治疗肌肉筋脉抽搐痉挛的效穴。悬钟穴又称绝骨，在胫、腓骨之间，在外踝高点上3寸，四指并拢的长度相当于3寸。悬钟属于膀胱经，八会穴之"髓会绝骨"，具有疏肝理气、壮腰健骨、祛风通络之功，二穴合用起到舒筋活络、填精益髓的作用。

颈椎病还可选药物和食醋热敷疗法，将食醋加热后浸入干净的纱布中，趁热固定于颈部，然后将暖水袋装入90摄氏度的热水，置放在固定好的浸有食醋的纱布上，每次热敷30~40分钟；或用中药威灵仙50g加食醋热炒，装入布袋，热敷于患处。上二方均可在睡前敷用，一般两周有明显的症状改善，长期坚持可逐步康复。同时颈椎病患者还可用葛根30g、白芍30g开水泡30分钟代茶饮，每日1剂，15天1疗程，本方对颈椎病也有较好效果。

二、日常调理

1 > 避免长期低头或伏案工作，定时远视；在从事长期低头或伏案工作时应至少每隔2小时全身活动5分钟。

2 > 枕头高度适中，枕头的高度，应适合颈椎的生理需要，其高度应为侧卧时颈部与肩部的距离，需8~10厘米。

3 > 加强体育锻炼，加强颈部肌肉的强化练习，增强其运动功能，使颈椎具有良好的稳定性。

4 > 避免颈椎受寒或外伤，加强颈椎的保温，天气变化应避免外邪侵袭。

5 > 戒烟限酒。

第二十一节　肩关节周围炎

　　肩关节周围炎症简称肩周炎，发病以单侧或双侧肩关节周围疼痛、活动受限、功能障碍为主，因好发于50岁左右的人群。本病发生多与慢性软组织劳损、风寒湿邪侵袭有关，主要症状是肩部一处或多处疼痛，疼痛部位固定不变且以夜间尤甚，常伴有前臂、手部放射性疼痛或麻木，本病也可自愈，也可反复发作，病变早期关节活动受疼痛影响而受限，病程长者后期多因其关节粘连所致活动受限，工作、学习、洗脸、梳头等日常生活困难。本病女性患者多于男性患者，左肩多发于右肩。

　　中医学认为肩周类疾病病位虽在肩部，但主要病因是人到中年肝肾脾渐衰，气血生化不足，筋骨不能充养，又有风寒湿邪乘虚而入，风寒留于筋骨，痹阻气血，生疾留瘀，不通则痛，不荣则痛。本病属本虚标实、虚实夹杂证。

一、特效穴治疗

　　肩周炎患者应用肩髃、肩髎、臂臑、阳陵泉、条口等穴，有很好的改善和治疗效果。

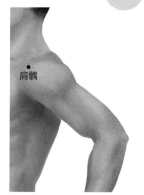

肩髃 ▶ 【定　　位】在肩臂部，平举上臂时肩关节前缘出现前后两个凹陷，前者是肩髃，后者是肩髎。
【功效主治】本穴属于手阳明大肠经，主治肩关节疼痛、活动受限，本穴可疏利关节、活血通络、调和营卫，为局部治疗肩关节周围炎的有效要穴。

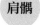

肩髃

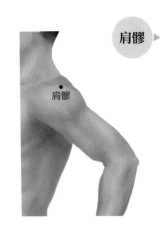

肩髎 ▶ 【定　　位】正坐举臂，在肩髃穴的后下方凹陷处。

【功效主治】本穴属手少阳三焦经穴，主治肩周炎
出现的肩痛、肿痛不举、上肢麻木，活动受限等
症。具有舒筋利湿、祛风活络之功，亦是局部治疗
肩周炎的有效要穴之一。

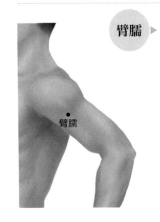

臂臑 ▶ 【定　　位】在三角肌下方的止点处。

【功效主治】本穴主要功能为散结化痰、疏利肌筋，
主治肩周炎所致肩关节肿痛、僵硬、肌肉粘连、活
动不利等症。

以上三穴是局部治疗肩周炎的主要穴，三穴配合温灸加强疗效。

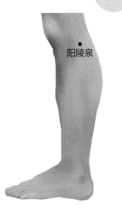

阳陵泉 ▶ 【定　　位】在小腿外侧，膝关节外下方腓骨小头
前下方凹陷处。

【功效主治】本穴属足少阳胆经的合穴，又是八会
穴之一，"筋会于阳陵泉"，具有行气止痛、活血舒
筋的作用，为治疗肌肉筋膜等软组织损伤之要穴，
对治疗肩周炎疼痛固定、活动加剧之症有效。

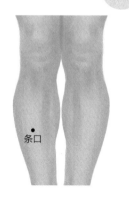

条口　▶【定　　位】在下肢小腿部，犊鼻直下8寸，即犊鼻与外踝高点连线的1/2处，胫骨嵴旁开一横指。

【功效主治】本穴具有舒筋通络、祛风化湿之功，对治疗肩周炎的肩关节畏寒喜暖、肿痛不止、肩重酸疼不遂等风寒湿邪痹阻之证，有较强的治疗作用。

　　保健方法：以上各穴均可自我按摩，可配合艾条温灸，每次5～10分钟，点穴操作时，力度应由轻到重，活动范围应由小到大，循序渐进，每穴点压按揉5～10分钟，同时肩关节周围可用抽气罐进行拔罐。

　　根据患者的不同体质和症状，可相应增减穴位以增强疗效。如患者素体肥胖，肩臂酸痛，不能高举，肿痛日久不消，可加足三里和阴陵泉以健脾胃、益精血、化湿浊。中医学认为肥人多痰，多气虚，用二穴以扶正祛邪、增强疗效。足三里可疏风化湿、活血定痛，是民间治疗肩周炎的经验要穴。

　　若患者肩臂疼痛，痛有定处，夜间尤甚，活动加重，中医学认为病久必瘀，瘀阻经络，深入骨髓，肌筋不荣，气血不行，故痛有定处。可加肝俞、膈俞。血会膈俞，为行气活血之要穴，肝俞可补肝肾、舒筋脉，二穴共奏舒通经脉、宣通气血，有标本兼治之功。

　　肩周炎还可配合局部穴位热敷、贴敷的方法。可用灵磁石50g、连翘50g研末与食醋、白酒搅匀，装入布袋，放入笼屉加热10～15分钟，取出一袋热敷于患处（小心烫伤），每天1～2次，冷后置于通风处晾干，用时再蒸，此袋连用一周后换新药，该方止痛消肿效果良好。

二、日常调理

配合适当的功能性锻炼，如进行爬墙活动，即双脚并拢面对墙壁，然后单手沿墙壁缓慢向上爬，使手尽量举高，再缓慢回到原位置，多次反复进行。

2　早期治疗，是提高本病治愈的关键。

3　注意肩部保暖，避免外伤。

4　练习太极拳，进行体后拉手式、两手拉滑轮等活动。

第二十二节　急性腰扭伤

急性腰扭伤是指因突然暴力造成腰部损伤而发生的急性腰痛，多由于活动、劳作姿势不正确或用力不当，过度负重，闪挫或突然跌仆撞击而导致腰部软组织受到剧烈的牵拉、扭转而突然受伤。急性腰扭伤当即发生，以腰部一侧或两侧及脊柱中间疼痛为主要临床表现，甚者腰部活动受限，咳嗽、喷嚏时加重，也有扭伤一段时间内疼痛才加重者。在腰部可摸到压痛点，肌肉紧张，俯仰、侧转时疼痛明显，甚则扭伤局部可看到血肿。

一、特效穴治疗

急性腰扭伤应用人中、委中、肾俞、大肠俞、腰痛点治疗有很好的效果。

人中 ▶ 【定　　位】在鼻柱下，人中沟上1/3和中1/3的交点处。

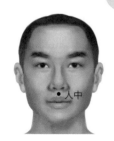

【功效主治】本穴又称水沟穴，属督脉，督脉在脊柱上，故为治疗脊膂强痛、腰部挫闪之要穴。该穴具有通调督脉、舒筋利节、解痉镇痛之功，对急性腰扭伤有较好的治疗作用。拇指指甲重掐时应注意不要刺破皮肤。

委中 ▶ 【定 位】在腘窝横纹正中。

【功效主治】本穴属足太阳膀胱经之合穴，又称血之郄穴，其经挟脊、抵腰、络肾，是治疗急性腰扭伤所致的气滞血瘀、急性疼痛的效穴，同时也是治疗腰背下肢痹痛的效穴。其功能疏利太阳经气、活血祛瘀、通经止痛。在委中还可放血，以增强其活血止痛的功效，如此治疗急性腰损伤效果更好，能更快痊愈。

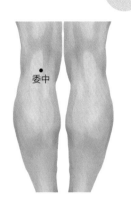

肾俞 ▶ 【定 位】在腰部，第2腰椎棘突下，后正中线旁开1.5寸处。

【功效主治】本穴属于膀胱经，本穴有调益肾气、强腰补肾、活血舒络之功用。近部取穴可疏利局部经脉气血，从而治疗急性腰扭伤的腰部疼痛、活动不利。

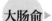

大肠俞 ▶ 【定 位】在背部，第4腰椎棘突下，后正中线旁开1.5寸。

【功效主治】本穴属于足太阳膀胱经之背俞穴。具有强壮腰膝、理气舒筋之功，与肾俞穴相配近部取穴，能舒筋解痉、止痛消肿、直达病所，可很好改善、治疗急性腰损伤而致的疼痛、俯仰困难等症。

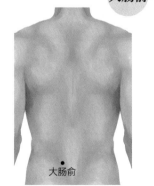

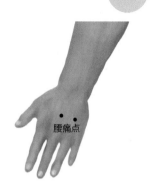

腰痛点 ▶ 【定　　位】在手背，指总伸肌腱的两侧第2、3掌骨之间和第4、5掌骨之间，腕横纹直下1寸，一手两穴。简便取穴法：从第2、3和第4、5手指缝纹向手腕上方推压，在腕背横纹下1寸即是穴。

【功效主治】本穴是专门治疗急性腰损伤的经外奇穴，在治疗时可一边按压此穴，一边让患者活动腰部配合治疗，效果更好。

保健方法：以上各穴均可自我按压，操作时用拇指按揉上述诸穴，每次按揉3～5分钟，以局部能耐受为度，力度不要太重，在腰部按揉时可涂活络油或红花油以增强疗效。

急性腰扭伤还可在腰部寻找压痛点进行按摩，在压痛范围内进行拔罐，每次5～10分钟，每日1次，如有喜暖畏寒者加用艾条在腰部穴位上和压痛点上温灸，每穴灸5～10分钟，每日1次。

急性腰扭伤，如腰部血肿或肿胀较甚宜冷敷，48小时可采用局部敷贴法或中药熏蒸等热敷法，同时可配合中药外用、内服调治。

中药热敷方为川乌30g、草乌30g、干姜50g、川椒30g、苏木10g、三七10g，共研细末，加陈醋适量，湿润搅拌装入布袋，蒸热后趁热敷于腰部，每次1～2小时，注意温度不要太高，以避免烫伤皮肤。

二、日常调理

1 治疗时应注意休息，症状重者应卧床休息，避免强力活动、负重。

2 腰部肿痛者早期用冷敷，48小时后再予以热敷。

3 注意腰部保暖，免受风寒，利于康复。

第二十三节　膝关节骨性关节炎

膝关节骨性关节炎，又称增生性膝关节炎。主要是由于膝关节的软骨、滑膜、韧带、髌骨软化等退行性病变所引起，好发于60岁以上的老年人，且体重较重、体型肥胖的老年人易患此病。本病以膝关节疼痛、肿痛、活动受限为主要临床症状，但多因病程延长反复发作而加重，不仅疼痛感影响到行走，而且膝部筋膜增厚，积液明显，膝关节不能伸屈，皮肤发热不红，X片亦可见到胫骨平台、内侧髁、髁间棘、髌骨上下缘有骨质增生，可单侧发生，有时亦可双侧发生，诱发因素多与劳累、扭伤、受凉、劳损等有关，病程长。本病病位在膝部，中医学认为本病为长期劳损，肝肾脾衰弱，腠理空虚，寒湿杂至，凝滞血脉，血不荣筋，膝经络不通，痰湿蕴阻，湿邪郁久化热，故肿且痛，局部有微热，内外相兼为患，总属内虚标实之证。

一、特效穴治疗

膝关节骨性关节炎可选用血海、阳陵泉、阴陵泉、膝关、梁丘、绝骨等穴治疗。

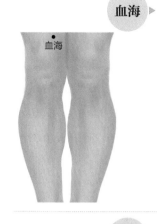
血海

血海 ▶ 【定　　位】屈膝，在大腿内侧，髌底内侧端上2寸，股四头肌内侧头的隆起处。

【功效主治】本穴为足太阴脾经之穴，具有健脾除湿、活血祛风、消肿止痛之功用。可治疗和改善膝关节炎疼痛肿胀、局部痛有定处、夜间尤甚之症。

阳陵泉 ▶ 【定　　位】在小腿外侧，腓骨头前下方凹陷处。

【功效主治】本穴为足少阳胆经之穴，属八会穴之

167

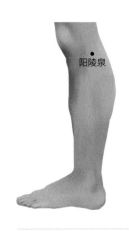

一，"筋会于阳陵泉"，所以阳陵泉为治疗慢性软组织损伤的要穴，而"膝为筋之会"，故本穴亦是治疗膝关节的要穴，具有舒筋利节、活血消肿之疗效。

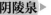

阴陵泉 ▶ 【定　　位】在小腿内侧，胫骨内侧髁下缘与胫骨内侧缘之间的凹陷中。

【功效主治】本穴属足太阴脾经穴位，具有健脾利湿、消肿止痛之功，对于膝关节红肿疼痛、屈伸不利有较好疗效。

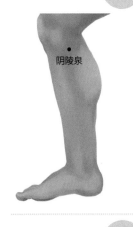

膝关 ▶ 【定　　位】在阴陵泉穴后上1寸处，腓肠肌内侧头前部。

【功效主治】本穴为足厥阴肝经之穴，也是治疗膝髌肿痛、屈伸不利、寒湿痹痛等症的效穴。其功效为散寒除湿、消肿止痛、祛风舒筋、通利关节，治疗膝关节炎疼痛肿胀、屈伸不利等症。

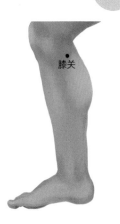

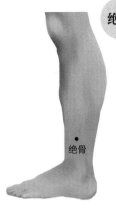

梁丘 ▶ 【定　位】在大腿外侧，髌骨外上缘上2寸。

【功效主治】本穴为足阳明胃经之穴，具有理气和胃、活血止痛之功，为局部治疗膝关节疼痛的常用效穴。

绝骨 ▶ 【定　位】在外踝高点上3寸，腓骨前缘。即外踝高点上四横指，腓骨前缘处是该穴。

【功效主治】本穴为足少阳胆经之穴，八会穴之一"髓会于绝骨"，具有活血强筋、益髓荣骨之功。

保健方法：人到老年，肝肾脾衰弱，阴阳气血不调，故以阴陵泉、阳陵泉、梁丘等诸穴配合，起到健脾益气、补益肝肾、养血荣筋、强筋壮骨、活血止痛、化瘀通络的作用。以上各穴配合使用均可自行按摩，用拇指依次按摩，每穴按摩3~5分钟，按揉力量由轻到重，循序渐进，切忌重力、暴力，以避免加重局部症状。

此外依据不同症状可加相应穴位。如肿胀较重，中医学认为脾虚湿胜，宜健脾利湿、消肿，可加中极、三阴交。中极为任脉上的穴位，在脐下4寸处，三阴交在内踝高点上3寸，即内踝高点上四横指腓骨后缘。两穴健脾补肾、消肿利湿、活血通经，对本病有治疗和改善作用。

如疼痛偏甚，畏寒喜暖，中医学认为风寒偏胜，宜温经通阳、消肿止痛，加命门、关元。命门在督脉上，第2腰椎棘突下，前方约对肚脐，具有温阳散寒、补肾强腰膝之功。关元在任脉上，肚脐下3寸处，约肚脐下四横指并拢的宽度，为人体元阳所藏之处。二穴配合有振奋全身阳气、补气固表、通阳止痛之功。二穴亦是强腰膝、补元气的保健要穴，可用艾条温灸，每次5～10分钟，治疗效果更好。

本病亦可用局部敷贴膏药或中药热敷、中药熏洗等方法。

1 可用追风膏或万应宝珍膏等膏药贴于膝关节周围的疼痛点上，定时取换膏药。皮肤过敏者慎用。

2 中药局部热敷，可试用：川乌30g、草乌30g、麻黄20g、川芎20g、细辛20g、南星20g、五加皮20g、干姜30g、白芷20g。以上诸药研为细末，加高度白酒适量润湿，放入锅内炒热做成药饼，趁热敷于患处，外面用薄塑料膜包好，再用绷带扎好，以至局部发热或微有汗出为宜，勿内服。可内服的中药汤剂：当归10g、丹参15g、鸡血藤15g、羌活10g、木瓜15g、炒白术15g、地龙10g、南星10g、薏米15g、川牛膝15g、鹿角10g、甘草10g。用水煎服，每日1剂，分两次，饭后服，每15日1个疗程，一般两个疗程之后有较好疗效。

二、日常调理

1 做适当的膝关节屈伸运动锻炼，如太极拳、健身操等。但不要过度的做屈伸运动或做半蹲动作，以避免造成膝关节损伤。

2 在床上进行股四头肌紧张动作锻炼，以避免腿部肌肉萎缩。

3 有条件者，可进行温泉浸浴，每天1～2次，每次15～30分钟为宜。

4 体质肥胖者控制碳水化合物和脂类的摄入，宜多吃含钙、维生素丰富的食物。

5 戒烟限酒。

6 避免过度劳累、远行、负重、站立。

第二十四节 晕车、晕船

乘坐车船或飞机等交通工具，由于不能耐受其不规则的摇摆、旋转、加速等运动而出现的头晕、恶心，呕吐等症状为主要临床表现，一般以轻症多见。这种表现主要与前庭神经功能紊乱、精神状况不好、通风不好、不良气味、睡眠不足、过度劳累、饥饿等因素有关，也可能与视觉刺激等因素有关。

中医学认为本症多因温邪内陷，经络之气厥逆不通，气机升降失常，脾胃失和，痰火阻塞，而致清窍蒙蔽、神失所用而成。

一、特效穴治疗

对于晕车症的治疗可选用中脘、百会、风池、内关、足三里、神门等穴。

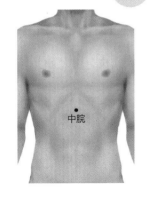

中脘 ▶ 【定　　位】在上腹部，前正中线上，脐中上4寸处，即胸骨下端至肚脐连线之中点。

【功效主治】本穴为任脉之穴，胃之募穴，具有和胃降逆、止呕定吐之功用，能很好地改善和治疗本病所致的呕吐、恶心等。

百会 ▶ 【定　　位】在头顶部，两耳尖直上，头顶正中。

【功效主治】本穴为督脉之穴，具有平肝息风、升阳益气、醒脑宁神、清热开窍之功，用于治疗本病出现的头晕呕心、面色苍白、四肢不温之症。

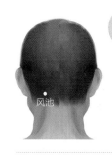

风池 【定　　位】在颈后区，枕骨之下，胸锁乳突肌与斜方肌上端之间的凹陷中。

【功效主治】本穴为足少阳胆经之穴，能治疗本病的眩晕、眼花等症，具有疏风清热、醒脑开窍、聪耳明目之功。

内关 【定　　位】在前臂正中，腕横纹上2寸，掌长肌腱与桡侧腕屈肌腱之间。

【功效主治】本穴为手厥阴心包经之络穴，其脉上系心包，功主宁心安神、理气和胃、化痰降逆。此穴能较快地改善和治疗晕车、晕船之呕吐恶心、头晕等症。

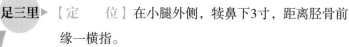

足三里 【定　　位】在小腿外侧，犊鼻下3寸，距离胫骨前缘一横指。

【功效主治】本穴属足阳明胃经穴位，为足阳明胃经之合穴，胃经下合穴，具有健脾和胃、调理气机、扶正培元的作用，可有效治疗和改善本病所致的呕吐、恶心、眩晕、面色苍白、乏力等症。

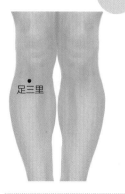

神门 【定　　位】在腕部，腕掌侧横纹尺侧端，尺侧腕屈肌腱的桡侧凹陷处。

【功效主治】本穴为手少阴心经之原穴、输穴，具有宁心安神、豁痰开窍、调理气血的作用，与上述诸穴相配能治疗和改善本病所致诸症。

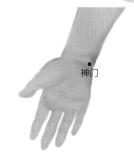

保健方法：以上各穴均可进行自我按摩，操作时用大拇指依次按揉，每穴按摩5～8分钟，按揉时局部有酸胀或酸痛感效果更佳。

另外根据患者的轻重症状，可加相应的穴位，如突然晕倒、面色苍白、肢冷汗出、呕吐频繁，持续时间长应急救回阳、补气固脱，取人中、关元、气海、神阙、膻中、太溪为主。气海、神阙以培元固本，并加温灸，5～10分钟；太溪调脉气，降冲气，补肾滋阴；膻中、气海调气降逆，宽胸利膈，补气回阳；人中开窍醒脑，为急救之要穴，诸穴配合共奏回阳，补气之功，用于治疗晕车晕船之重症。本病还可采用穴位贴敷法治疗，在乘坐交通工具前，用鲜姜片贴于内关穴和肚脐上，胶布固定，有一定效果。

二、日常调理

1 > 乘坐船、车前，避免疲劳、饱餐、饮酒等。

2 > 在旅途中应闭目静坐，不要观看旅途景物，避免阅读、玩电子游戏、看电视。

3 > 坐在靠窗或到能呼吸新鲜空气的位置。

4 > 对有晕车、船史的患者，在乘坐前1.5小时服用晕车药物，以防发病。

第二十五节　慢性疲劳综合征

慢性疲劳综合征没有明显病因，经过有关医学检查不能发现器质性病变，以持续疲劳、肢体软弱无力、病程长、反复发作为其主要临床表现，与长期紧张工作、学习，压力大和生活起居、饮食不规律等因素有关，主要症状有头晕、头痛，失眠健忘，记忆力下降，忧愁、焦虑，注意力不集中，咽痛，低热，淋巴结反复肿大，体力下降，肌肉关节痛等。中医学认为本病的发生多与饮食不节、起居无常、情志内伤、劳役过度有关。本病多属本虚标实，或虚实夹杂之证。

一、特效穴治疗

对于慢性疲劳综合征选用百会、印堂、风池、太溪、三阴交、足三里治疗有较好疗效。

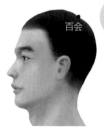

百会 ▶ 【定　　位】在头顶部，两耳尖直上，头顶正中。

【功效主治】本穴属督脉之穴，具有平肝息风、升阳益气、醒脑益智、开窍宁神之功效。对头晕、头痛、忧虑、健忘、失眠、精神抑郁等症状具有良好的治疗作用。

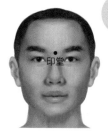

印堂 ▶ 【定　　位】在额部，两眉头连线中点处。

【功效主治】本穴属督脉之穴，对慢性疲劳综合征的头晕、目眩、目胀额紧、失眠等有较好的治疗和改善作用，可起到清利头目、宁心安神、清热息风的作用。

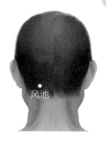

风池 ▶ 【定　　位】在颈后区，枕骨之下，胸锁乳突肌与斜方肌上端之间的凹陷中。

【功效主治】本穴属于足少阳胆经的穴位，对慢性疲劳综合征出现的头晕、咽痛不适、轻度发热、颈部淋巴结肿大疼痛、耳鸣、目涩等症有良好的治疗作用，可起到疏风清热、聪耳明目、醒脑开窍、散结消肿之功效。

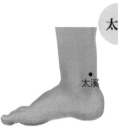

太溪 ▶ 【定　　位】在足内侧，内踝后方，内踝尖与跟腱之间的凹陷处。

【功效主治】本穴属于足少阴肾经的原穴，功能滋补肝肾、养阴除烦、清肺利咽、安神活血，对慢性疲劳综合征出现的耳鸣耳聋、腰膝酸软、失眠、心烦、咽痛、手足心发热等症状有良好的改善和治疗作用。

三阴交▶ 【定　　位】在小腿内侧，内踝尖直上3寸，胫骨后缘。

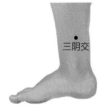

【功效主治】本穴属于足太阴脾经穴位，是足厥阴肝经、足太阴脾经、足少阴肾经的交会穴，故称之为三阴交。因慢性疲劳综合征主要由于肝气郁滞、气滞血瘀而出现心烦、焦虑、情绪不稳等症；由脾失健运、痰湿内生、思虑过度、耗伤心脾而出现全身乏力、体力下降、不思饮食、失眠健忘等症；由于肝肾阴虚、阴虚火旺故见腰膝酸软、手足心发热、虚汗时作；因髓海空虚、脑失所养，故见记忆下降、注意力不能集中等症；又因脾肾阴虚、下焦虚寒引起腰膝畏寒发冷、小便不利、男女生殖功能及性功能下降等临床表现。所以选用三阴交可以起到健脾利湿、疏肝滋肾、活血通经的功效。对慢性疲劳综合征有良好的治疗效果。

足三里▶ 【定　　位】在小腿外侧，犊鼻下3寸，距离胫骨前缘一横指。

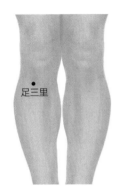

【功效主治】本穴为足阳明胃经的合穴，为治疗消化系统和强身保健的要穴，慢性疲劳综合征是由于人体脏腑功能失调而致，因此应以调理脾胃为第一要务。阳明经为多气多血之经，气血来源于脾胃，是水谷化生的精微物质，其循环周身而不息，能起到营养全身内外上下的作用。因此选用足三里穴来调脾胃、助运化以助后天之本、以资化生精微，使体质健壮、正复邪去，从而使慢性疲劳综合征得到根本性的治愈。

保健方法：以上各穴均可自行按揉，操作时用大拇指依次按揉各穴，每次5～10分钟，按揉时以穴位局部有酸胀感效果更好。

根据患者的症状，还可以加用相应的穴位，如患有失眠多梦、心悸焦虑，用心俞、内关以养心安神定志；头晕、乏力、气短、腰膝酸软加关元、气海、膻中，以补气培元、补肾强身，还可加用艾条温灸5～10分钟，以局部皮肤发热潮红为度。

亦可用按摩小捶击打背部的华佗夹脊穴和足太阳膀胱经第1侧线和第2侧线的各穴位，每次10～20分钟，起到调理全身各脏腑、气血阴阳的作用，能很好地治疗慢性疲劳综合征的多种临床症状，华佗夹脊穴在背部督脉第1胸椎棘突到第5腰椎棘突旁开0.5寸，一侧17穴，左右共34穴。

另外，本病可试用中药药枕疗法。即用磁石60g、细辛10g、川芎50g、白芷50g、龙骨50g、檀香20g、冰片10g、藿香50g、远志30g、菊花50g、石菖蒲30g，将上药共粉碎，搅拌混匀装入布袋做枕芯放入枕内，每晚枕之入睡，有较好疗效。同时本病患者可尝试服用逍遥丸、六味地黄丸和藿香正气胶囊，亦可同时服用，连用10～15天，有一定的改善和治疗作用。

二、日常调理

1　合理饮食，饮食宜清淡而有营养，低脂高钙食物，适量摄入蛋白质，多食含钙、镁、钾等矿物质食物，以及多种维生素食品为宜，如山药、牛奶、百合、菊花等。

2　适量运动：进行体育锻炼，改善气血循环，提高身体素质，如旅游、打太极拳、慢跑、散步、钓鱼等。

3　戒烟限酒，不宜饮用浓茶、咖啡等提神醒脑饮品，不宜长时间看电视、上网。

4　调整情绪，保证充足睡眠。

第二十六节　竞技（考试）紧张综合征

竞技（考试）紧张综合征，包括考场紧张综合征和比赛紧张综合征，是在比赛前或比赛过程中（考试过程中），由于精神过度紧张所致神经、消化、循环等系统的生理异常改变出现的系列症状，常见于学生和运动员，本综合征主要与个人心理压力和社会环境影响因素有关，主要是在比赛前（考试前）或比赛过程中（考试过程中）出现头晕、失眠、心悸、烦躁、手抖、全身肌肉震颤、冷汗自出、注意力不集中、视力模糊、书写困难、记忆下降，或有血压升高或降低，甚至发生休克等症状。本症的病因主要是由于七情内伤、脏腑阴阳、气血功能失调所致。

一、特效穴位治疗

对于竞技（考试）紧张综合征的治疗选用百会、内关、三阴交、太冲、合谷有较好疗效。

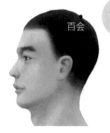

百会　【定　　位】在头顶部，两耳尖直上，头顶正中。

【功效主治】本穴属于督脉之穴，对本综合征引起的头晕头痛、失眠、嗜睡、注意力不集、书写困难、记忆力下降，有较好的改善和治疗效果，能很好的起到镇静安神、醒脑益智之功。

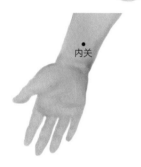

内关　【定　　位】在前臂正中，腕横纹上2寸，掌长肌腱与桡侧腕屈肌腱之间。

【功效主治】本穴属手厥阴心包经穴位，具有安神宁心、理气和胃、止痛之功用，能较好地治疗本综合征出现的胸闷心悸、腹痛腹泻、恶心呕吐、眩晕、失眠等症。

177

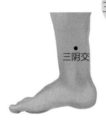

三阴交 【定　位】在小腿内侧，足内踝尖上3寸，胫骨内侧缘后方。

【功效主治】本穴属足太阴脾经穴位，具有健脾和胃、调补肝肾、滋阴生津、行气活血之功用，能较好地改善和治疗本病出现的腹胀、腹泻、脘腹绞痛、失眠、饮食不化等。

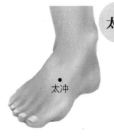

太冲 【定　位】在足背，第1、2跖骨结合部之前的凹陷中。

【功效主治】本穴属足厥阴肝经，具有息风宁神、疏肝利胆、通经活络的功效，能较好地改善和治疗本病出现的头痛、目眩、失眠、烦躁、肌肉震颤、手抖等症状。

合谷 ▶ 【定　位】在手背第1、2掌骨间，约平第2掌骨桡侧中点处。即以一手的拇指掌指关节横纹，放在另一手张开的拇食掌指间的指蹼缘上，屈指，拇指尖下是该穴。

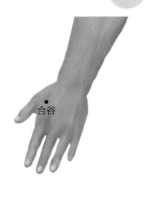

【功效主治】本穴又称虎口穴，具有清泄大肠、祛风解表、宣肺开窍、镇静安神、平肝息风、通经活血、舒筋止痛的良好功效。对本综合征的头痛、眩晕、手抖肢颤、脘腹不适、烦躁易怒、倦怠乏力等症，配太冲穴具有良好的治疗作用。

　　保健方法：以上各穴均可自行按揉，即用大拇指依次按揉各穴，每穴3～5分钟，按揉时局部产生酸胀或有麻胀感效果更好。

　　此外，应根据患者的不同症状，酌加相应穴位，若有书写困难、视力模糊应加风池、百会二穴，进行按揉3～5分钟，或用艾条温灸百会10～20分钟，加强醒脑益智、明目开窍之功。血压升高加大椎、桥弓、曲池三穴，桥弓穴在耳后翳风与缺盆的连线上，胸锁乳突肌前缘，用拇指先推一侧，再推另一侧，不能双侧同时推，本穴为经外奇穴，是降低血压的特效穴。

若因低血压发生晕厥休克时，应用拇指指甲掐水沟穴，升压回苏，急救醒神，竞技（考试）紧张综合征，可在赛前（考前）服用疏肝解郁、宽胸理气、镇静安神的中成药，如加味逍遥丸、柏子养心丸、天王补心丸等有一定疗效。

二、日常调理

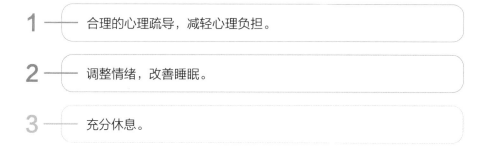

1 —— 合理的心理疏导，减轻心理负担。

2 —— 调整情绪，改善睡眠。

3 —— 充分休息。

第二十七节　慢性前列腺炎

慢性前列腺炎是成年男性的常见病，多由于男性生殖、泌尿系统慢性感染导致，前列腺长期充血，腺体、腺管肿胀、阻塞而引起的慢性炎性改变，本病临床症状繁多，病程长，并发症多，缠绵难愈，对患者身心健康影响较大。慢性前列腺炎以排尿延迟、尿后滴尿、尿道常有乳白色黏稠分泌物，可有不同程度的尿频、尿急、尿痛以及小腹部、会阴部、肛门、腰骶部掣痛，甚或出现性功能减退、阳痿、遗精、早泄，并伴有头晕、失眠乏力等神经衰弱的症状。

中医学认为本病的病位在膀胱与肾，而肝之经脉也络阴器，肝主疏泄，司相火，肝郁日久气滞血瘀、肝经湿热也可导致本病，另外，脾虚湿邪下注亦能发病，所以本病主要涉及膀胱、肾、肝、脾，因此湿邪蕴阻、肾气亏虚、瘀血阻滞是慢性前列腺炎的主要病机。本病属本虚标实，虚实夹杂之证。

一、特效穴位治疗

对于本病的治疗选用关元、中极、三阴交、八髎、会阴等穴有较好疗效。

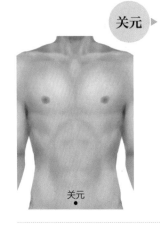

关元 ►【定　　位】在下腹部，前正中线上，脐中下3寸。

【功效主治】本穴属任脉穴位，是任脉与足三阴经的交会穴，亦为小肠经之募穴，具有培元固本、温阳补肾、分清泌浊、强身保健的良好功效，对小便频数、尿痛、尿白、尿不尽及遗精、阳痿等慢性前列腺的症状有良好的治疗改善作用。

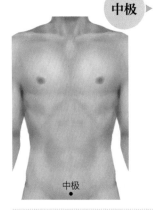

中极 ►【定　　位】在小腹部，脐中下4寸。

【功效主治】本穴属于膀胱经的募穴，是膀胱经经气输注之处，具有助膀胱气化、清利下焦湿热之功用，对本病湿热下注的尿频、尿急、淋沥不尽、小腹胀痛等症有很好的改善和治疗作用。

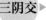
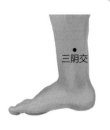

三阴交 ►【定　　位】在小腿内侧，内踝尖直上3寸，胫骨后缘。

【功效主治】本穴属脾经穴位，为足三阴经之交会穴，与中极、关元三穴共伍，具有良好的调理肝、脾、肾三脏功能，从而起到健脾、补肾、疏肝、扶正祛邪之功，对本症之泌尿系统、生殖系统诸症有标本兼治的良好作用。

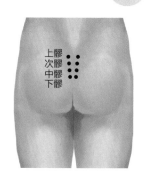

八髎 ▶ 【定　位】又称上髎、次髎、中髎和下髎，左右共八个穴位，分别在第1、2、3、4骶后孔中，合称"八髎"。

【功效主治】本穴属膀胱经穴位，八穴同用，共具有壮腰补肾、通经活血、通调二便的良好功效，对慢性前列腺炎出现的排尿困难，会阴部、肛门坠胀及小腹、阴囊、腰骶部等处的疼痛不适有良好的治疗作用。

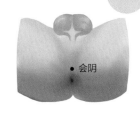

会阴 ▶ 【定　位】在会阴部，阴囊根部与肛门的中间。

【功效主治】本穴属任脉穴位，主要对于小便不通、失眠、会阴肿痛、阳痿、早泄、遗精有良好的疗效，此穴为清利湿热、补肾壮阳、行气强阴之要穴。

保健方法：以上各穴均可自行揉按，每穴用拇指揉按5~10分钟，同时配合艾条温灸，每穴15~20分钟，长期坚持可有效地改善慢性前列腺炎的症状。另外，可根据患者的不同症状，适当加用相应的穴位，如：脘腹胀满、小腹坠胀、头晕、小便清稀、腰膝酸软、耳鸣等属脾肾阳虚者，加用气海、脾俞、肾俞以益气升阳、补肾固摄，并配合用艾条温灸每穴10~20分钟，以增强补气升阳之功。如有胁肋胀痛、心烦、口苦、尿痛、尿急、尿浊、阴部潮湿、瘙痒等证加太冲、阴陵泉以疏肝理气、清热利湿，每穴按揉10~15分钟。

慢性前列腺炎患者还可采用穴位贴敷法，即：先将麝香0.15g倒入肚脐内（神阙穴）再把7粒白胡椒研粉盖在麝香上之后，再用一张白圆纸盖住，纸的大小以盖住肚脐为度，外用胶布固定，7~10天换药1次，10次为1疗程，有较好效果，亦可同时配合中药坐浴：即用鸡血藤20g，川牛膝10g，桂枝20g，当归20g，白芥子20g，肉桂15g，三棱15g，皂刺15g，薤白15g，松节30g，煎汤，先熏洗再坐浴，一日2次，每次20分钟，有较好的改善和治疗作用。

二、日常调理

1 合理膳食：多食清淡、易消化、富含营养之品，如荠菜、冬瓜、西瓜及薏米、莲米等食物，勿过食肥腻、辛辣食物，忌烟酒。

2 适当运动：锻炼身体，增强抵抗力，生活起居有规律。

3 保持心情舒畅，消除紧张情绪，避免久坐少动。

4 防寒保暖：合理安排性生活，节制房事，不要憋尿。

5 本病顽固、反复，应树立长期坚持治疗的信心。

第二十八节　阳痿

阳痿是指男子未到性欲衰退时期，症见性欲淡薄，阴茎不能勃起或能勉强勃起，但软而无力，以致不能进行正常的性生活，常见于西医学性神经衰弱和某些慢性疾病表现以阳痿为主的男子性功能障碍。本病主要与神经异常兴奋，情绪激动，精神紧张以及疲劳、心理恐惧等因素有关。

本病主要症状有阴茎勃起困难，精液清冷，头晕耳鸣，精神不振，腰膝酸软等。

中医学认为本病多由于纵欲过度，严重手淫，导致精气虚损，命门火衰或因思虑过度、惊恐，损伤心肾，少数因湿热下注，宗筋弛缓而发病，本病以命门火衰多见，湿热下注之症少见，故病因以阳虚为主，病位在肝肾，病性以虚证多见。

一、特效穴治疗

对阳痿之证可选用肾俞、命门、关元、三阴交、足三里5个穴治疗。

肾俞 ▶ 【定 位】在腰部，第2腰椎棘突下，后正中线旁开1.5寸。

【功效主治】本穴属膀胱经穴位，功能为滋阴壮阳、补肾益气，可有效治疗肾虚所致头晕目眩、耳鸣、腰背酸软、阳痿精冷诸症，并配合艾条温灸5～10分钟效果更佳。

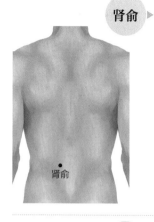
肾俞

命门 ▶ 【定 位】在腰部，后正中线上，第2腰椎棘突下凹陷处。

【功效主治】本穴功专温肾壮阳，与肾俞相伍，并加艾条温灸5～10分钟增强温肾、壮阳益精、强壮腰膝之功，对命门火衰的腰脊强痛、四肢畏寒、精冷清稀、小便清长、气短乏力的阳痿不举有良好的治疗效果。

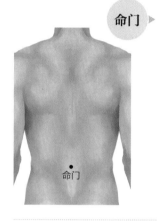
命门

关元 ▶ 【定 位】在下腹部，前正中线上，脐中下3寸。

【功效主治】本穴又称下丹田，属任脉穴位，是生殖、泌尿、强身保健要穴，功能为温肾益精、调理冲任、理气除寒，命门、肾俞、关元三穴相伍，能加强补肾气、培元气，更好地振奋肾经经气，使肾气充沛，阴茎坚举，阳痿自除，三穴配合艾条温灸，每穴10～20分钟效果更佳。

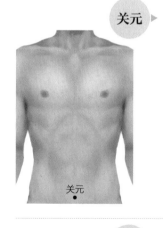
关元

三阴交 ▶ 【定 位】在小腿内侧，内踝尖直上3寸，胫骨后缘。

【功效主治】本穴属足太阴脾经之穴。功能为培补

183

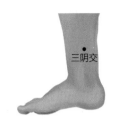

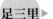

气血，调肝脾肾三经。用此穴能强脾胃，使气血生化有源，能滋先天肝肾精血之不足，能很好地治疗精神不振、不思饮食、失眠多梦之阳痿。

足三里▶【定　　位】在小腿外侧，犊鼻下3寸，距离胫骨前缘一横指。

【功效主治】本穴属足阳明胃经之穴。与三阴交相配健脾助运，强身益气。又有"治痿独取阳明"之理，故使脾胃健旺，精血生化有源，宗筋得养，挺举有力，使阳痿得以治愈。足三里配合艾条温灸5～10分钟。

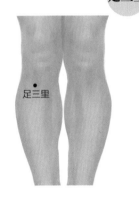

保健方法：以上各穴在按摩时配合艾条温灸有良好的治疗效果。还可以根据患者的不同症状，加相应的穴位，例如：患者头晕、目眩、耳鸣、耳聋、两肋疼痛、口感咽干、阳痿不举，宜加阴陵泉、蠡沟、行间三穴共奏疏肝清热、除湿止痒之功，使湿邪祛除，而阳痿得愈。用拇指按5～10分钟。若伴有失眠多梦、恐惧心理，加神门、心俞以交通心肾、宁心安神，二穴用拇指按摩5～10分钟。

阳痿患者还可以采用中药外用脐部疗法，即用五倍子10g，蛇床子粉10g，用醋适量调匀，填入肚脐内，再用胶布固定，3～4天换药1次，连用15天为一个疗程，有较好的治疗效果。同时试用中药内服，如蜈蚣（不去头足）2条，研末装入空心胶囊，分两次服，早晚各1次，配合白芍30g泡水喝。每日1剂，10～15天为1疗程，有较好的疗效。或内服中成药，如海马三肾丸、三鞭丸、逍遥丸等，均有一定疗效。

二、日常调理

1 合理膳食：本病阳虚者，勿食生冷凉物；湿热者，少食肥甘厚味之品。

2 注意劳逸结合，适当锻炼，注意节制房事。

3 在性生活中，患者要消除紧张悲观心理。

4 夫妻相互关怀，配合治疗。

5 树立战胜疾病的信心，本病大多数都可治愈。

第二十九节　痛经

痛经是指妇女在行经期间或行经前后，小腹及腰部疼痛，甚至剧痛难忍，且随月经周期性发作的一种疾病，分为原发性及继发性两种。原发性者多见于青年妇女，常随月经初潮发病；继发性者多有生殖器官的器质性病变，如盆腔炎、子宫内膜异位症或子宫肿瘤等。

痛经是妇科常见病和多发病，病因多，病机复杂，反复性大，治疗棘手，尤其是未婚女青年及月经初期少女更为普遍，表现为妇女经期或行经前后，周期性发生下腹部胀痛、冷痛、灼痛、刺痛、隐痛、坠痛、绞痛、痉挛性疼痛、撕裂性疼痛，疼痛延至骶腰背部，甚至涉及大腿及足部，常伴有乳房胀痛、肛门坠胀、胸闷烦躁、悲伤易怒、心惊失眠、头痛头晕、恶心呕吐、胃痛腹泻、倦怠乏力、面色苍白、四肢冰凉、冷汗淋漓、虚脱昏厥等症状。其发病之高、范围之广、周期之近、痛苦之大，严重影响了广大妇女的工作和学习，降低了生活的质量。

中医学认为本病因为情志不畅，肝气郁结，气血运行受阻，经血滞于胞宫；或因经期受寒饮冷、坐卧湿地，寒邪客于胞宫，经血为寒湿凝滞；或禀赋素虚，气血不足，肝肾亏损，胞脉失于濡养。

185

一、特效穴位治疗

穴位按摩治疗痛经有较好的疗效，有简、便、效果好的优点。现将常用穴位及操作方法介绍如下：

三阴交 ▶ 【定　　位】在小腿内侧，内踝尖直上3寸，胫骨后缘。

【功效主治】本穴可以调节足三阴经的气血运行，同时补肝、脾、肾。所以具有健脾利湿、滋阴补肾、活血通络、祛瘀止血等功效。痛经的女子，坚持每天揉按三阴交，一定会有改善的。

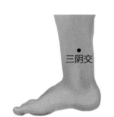

【保健方法】患者取坐位或卧位，术者双手握患者一下肢的踝部，让大拇指叠压于该穴位，以每分钟80～120次的频率重力点穴，操作10分钟，一般2～3分钟即可减轻或消除疼痛，必要时也可在另一侧该穴施术。痛止后也可根据病情给药或做其他处理。

合谷 ▶ 【定　　位】在手背第1、2掌骨间，约平第2掌骨桡侧的中点处。即以一手的拇指掌指关节横纹，放在另一手张开的拇食指间的指蹼缘上，屈指，拇指尖下是该穴。

【功效主治】本穴具有镇静止痛、通经活络、清热解表的作用。合谷配合三阴交止痛效果好，对痛经的即时效果也很好。

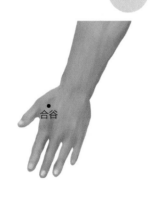

【保健方法】可在月经来前约一周开始，每天用5分钟左右的时间来按摩合谷和三阴交。

阿是穴 ▶ 【定　　位】疼痛部位。

【保健方法】取仰卧位，下肢屈曲，术者手持点燃之艾条，用平行移动法灸烤腹痛部位，灸30～60分钟，灸至腹痛减轻或消失为止。日灸1次，行经腹痛者，可在月经来潮前2～3天开始施灸，每次灸15～30分钟，可控制发作时症状。患者亦可自灸。

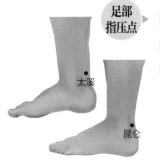

足部指压点

【定　位】在脚踝双边的凹陷处，皆有指压点。

【功效主治】本穴被认为与骨盆部位的气路相连。

【保健方法】轻轻地用拇指与其他指尖捏后，沿着跟腱而上，直至小腿肌。右脚捏完，换左脚，各指压数分钟。

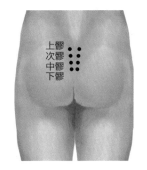

八髎

【定　位】又称上髎、次髎、中髎和下髎，左右共8个穴位，分别在第1、2、3、4骶后孔中，合称"八髎"。

【功效主治】次髎是治疗腰痛和痛经的特效穴，尤其是针对痛经，效果很好。

【保健方法】如果没有办法针刺，或者不懂如何点揉，一般就采用横擦的办法，用手掌隔着衣服横向的来回摩擦，直到产生热感直透过皮肤，效果很好。

地机

【定　位】在小腿内侧，胫骨内侧踝后方的凹陷处下3寸。

【功效主治】本穴属足太阴脾经之郄穴，是妇科常用穴，擅长温经散寒，专治寒性妇科病，对寒邪外侵或肾阳不足、阴寒内生的多种妇科病有效。

【保健方法】患者取坐位或卧位，术者双手大拇指叠压于该穴位，每分钟80~120次的频率重力点穴，

187

时间10分钟，一般2~3分钟即可减轻或消除疼痛。必要时也可在另一侧该穴施术。

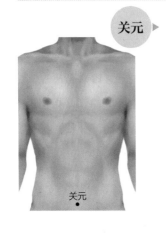

关元 ▶ 【定　　位】在下腹部，前正中线上，脐中下3寸。

【功效主治】本穴的功效为益气壮阳、调理气机。对肾虚引起的痛经有良效。

【保健方法】右手半握拳，拇指伸直，将拇指指腹放在关元穴上，适当用力按揉0.5~1分钟。

关元

　　还可根据兼证加减：肝郁气滞证取关元、公孙、内关、太冲；寒凝血瘀证取归来、血海、次髎、三阴交；气血虚寒证加肾俞、归来、血海，灸足三里、气海、三阴交。若正值痛经之际，以食指指腹点按合谷（位于手背部第1、2掌骨之间）、三阴交穴（位于足内踝上3寸胫骨后缘），各点按1分钟，有酸、麻、重、胀感时效果较好。也可在地机穴（位于小腿内侧，膝下5寸胫骨后缘处）周围扪按，寻找最敏感点，用拇指的指腹由轻及重地按压敏感点，以能忍受为度。持续按压1分钟，疼痛会很快缓解或消失。

　　中医学认为痛经的原因以虚寒、气滞、瘀阻、风寒较多见，最简单的喝姜糖水方法（用红糖、生姜、山楂各15g，水煎代茶饮），对痛经有一定的效果。此外，还有一些简易的方法，可供酌情选用：

1 灸法 　取关元、气海、曲骨、外陵、三阴交穴。按艾卷温和灸法操作施术，每次选用3个穴，每穴施灸20分钟左右，连续治疗4天。腰痛重者，加灸肾俞。4次为1疗程，治疗间隔4天，适应于痛经，一般在月经来潮前2天施灸术。

2 敷贴法 　取神阙、子宫穴。按灸法常规施灸。取川牛膝、乳香、没药、白芍、丹参、红花、广木香各15g，上药共研细末，加冰片1g，混合后贮瓶备用。敷灸时每次取上药30g，以姜汁（或黄酒）适量调和糊膏状，分别敷于神阙、子宫穴，上盖纱布（或油纸），橡皮膏固定即可，2日换1次药，应于月经前3天（或经期）敷灸。

3　刮痧　主要刮拭大椎、肩井、大杼、膏肓，配刮关元至中极、地机至三阴交5次。肝郁加刮太冲穴部位，气血虚加刮足三里、命门穴部位。轻刮足三里、命门穴部位3分钟；重刮其他穴位3~5分钟。

4　拔罐　取肾俞、胸腰部（后背）、骶椎两侧、下脘穴，选用大小适当的玻璃火罐，用闪火法将罐吸附于所选部位上，每次只拔2~3罐，留罐25~30分钟，每日1次，7~10次为1疗程。

二、日常调理

1　为了防治"痛经"这个病魔，患有此症的女性们，不妨每晚临睡前喝一杯加一勺蜂蜜的热牛奶，这对痛经，尤其是原发性痛经，可起到一定的缓解甚至短期消除痛经的作用。

2　如果经期疼痛剧烈，也可口服速效救心丸10~15粒，待疼痛缓解后，再每次含服4~6粒，每日2次，对气滞血瘀引起的痛经效果更佳。因为速效救心丸优选活血化瘀、芳香开窍之中药川芎、冰片等制成，可解除月经不调而引起的痉挛性疼痛。

3　值得注意的是，痛经的治疗对原发性痛经效果很好，对继发性痛经及有妇科器质性病变的人效果则较差，须配合药物甚至手术治疗。同时，在月经期应避免涉水及用冷水洗足或下身，不食生冷之物，保持精神愉快等等。

第三十节　经前期紧张综合征

经前期紧张综合征是指经前期出现生理、精神以及行为上的改变，情绪激动、精神紧张、忧郁、烦躁易怒、失眠、疲乏、注意力不集中、浮肿、食欲不振、腹胀、腹泻、头痛、乳房胀痛、全身疼痛等症。这些症状可单独出现，也可并见，一般患者出现其中1～2种，在经前1周最明显，经后立即消失。

经前期紧张综合征临床表现：不同程度的乏力、烦躁、忧郁可最早出现在经前10～14天，嗜睡、不愿做家务，甚至无原因的哭泣或大怒。严重者不愿理睬家属与朋友，孤僻地卧床不起。常有乳房胀痛，小腹胀感，便秘。有的人在经前2～3天体重增加并有浮肿，有些人在经前注意力不能集中、健忘、判断有困难、行动不协调，因而为影响工作而感到烦恼，特别是头痛，可持续1～3天，使妇女感到难受。有的人在月经来潮后以上症状很快消退，也有人须延续到月经净时才消失。

本病发病特点为症状伴随月经周期出现，多发生于经前或经期，在经行或经后症状逐渐消失；以20～30岁青壮年妇女为多见，约占89%；发病率30%～80%；诊断及疗效不甚满意。

中医学认为本病的内在因素是月经前后冲任气血的变化；外在因素是外邪、情志、生活所伤。心血不足、肝郁火旺、痰气郁结是本病发生的病因。

一、特效穴位治疗

穴位按摩治疗经前期综合征有较好的疗效，有简、便、效果好的优点。现将常用穴位及操作方法介绍如下：

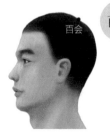

百会 ▶ 【定　　位】在头顶部，两耳尖直上，头顶正中。
【功效主治】本穴属督脉之穴，具有平肝息风、升阳益气、醒脑安神、镇静除烦的功效。对本病之头晕、头痛、忧虑、健忘、失眠、精神抑郁等具有良好的治疗作用。

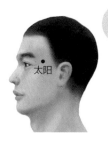

太阳 ▶ 【定　　位】在头侧面，眉梢与外眼角连线中点，向后约一横指的凹陷中。

【功效主治】本穴具有通络止痛、清热除烦的功效。对本病之精神紧张、忧郁、烦躁易怒、头痛等症有效。

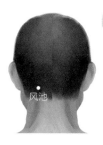

风池 ▶ 【定　　位】在颈后区，枕骨之下，胸锁乳突肌和斜方肌的凹陷处。

【功效主治】本穴是足少阳胆经穴位，是手、足少阳经、阳维脉之会穴，具有祛风散寒、清头明目、舒筋活络、疏风清热、镇定安神之功。

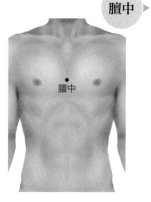

膻中 ▶ 【定　　位】在胸部，前正中线上，平第4肋间隙，位于两乳头连线的中点。

【功效主治】本穴属任脉穴位，又为心包经之募穴，八会穴之气会，也是调制宗气（胸中之大气）的首选穴，又为治疗冠心病、心绞痛的要穴，能宽胸理气、宁心安神。可缓解乏力、烦躁、忧郁等症状。

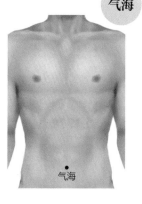

气海 ▶ 【定　　位】在下腹部，前正中线上，脐中下1.5寸。

【功效主治】本穴是人体强身保健要穴。前人有"气海一穴暖全身"之誉称，可调整全身虚弱状态，增加免疫及促防卫功能，对先天禀赋虚弱，后天劳损太过，大病新瘥，产后体虚等证，表现为食欲不振、脏气虚惫、形体羸瘦、四肢乏力的症状均可取该补虚要穴。对本病之疲乏、注意力不集中、浮肿、食欲不振、腹胀、腹泻等症有效。

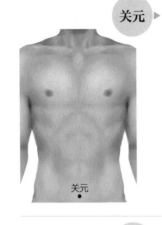

关元 ▶ 【定　　位】在下腹部，前正中线上，脐中下3寸处。

【功效主治】本穴属任脉穴位，是人体重要的保健强壮穴位，其内为人体元气所藏之处，故名关元。功效为温养肝肾、养血止痛。对疲乏、注意力不集中、浮肿、食欲不振、腹胀、腹泻、头痛、乳房胀痛、全身疼痛等症有效。

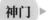

神门 ▶ 【定　　位】在腕部，腕掌侧横纹尺侧端，尺侧腕屈肌腱的桡侧凹陷处。

【功效主治】本穴为手少阴心经的输穴、原穴。"神门"顾名思义，乃心神之门，为临床调神、治神要穴，可宁心安神、镇静解郁。对情绪激动、精神紧张、忧郁、烦躁易怒、失眠有良效。

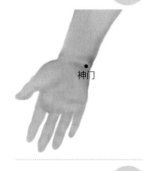

劳宫 ▶ 【定　　位】在掌心横纹中，握拳，中指尖所对应的地方。

【功效主治】本穴功效为镇静安神、疏通心络。对情绪激动、精神紧张、忧郁、烦躁易怒、失眠有良效。

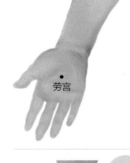

三阴交 ▶ 【定　　位】在小腿内侧，内踝尖直上3寸，胫骨后缘。

【功效主治】本穴属足太阴脾经之穴，具有培补气血、交通心肾、宁心安神、调肝脾肾三经的作用。

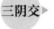

能强脾胃，使气血生化有源，能滋先天肝肾精血之不足。能很好地治疗因思虑劳倦、内伤心脾，生血之源不足和心神失养所致的失眠、注意力不集中、忧郁、烦躁易怒等。

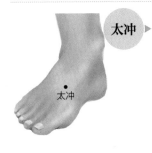

太冲 ▶ 【定　　位】在足背，第1、2跖骨结合部之前的凹陷中。

【功效主治】本穴是足厥阴肝经的原穴，可平肝降逆、泻肝胆火，能有效治疗因肝火旺盛所致的头晕胀痛、乳房胀痛、全身疼痛、烦躁易怒等症状。

保健方法：自我按摩每晚做1次。

① **预备式：** 取坐位，腰微挺直，双脚平放与肩同宽，左手掌心与右手背重叠，轻轻放在小腹部，双目平视微闭，呼吸调匀，全身放松，静坐1~2分钟。

② **按揉百会穴：** 将右手中指指腹放在百会穴上，适当用力按揉0.5~1分钟。

③ **按揉太阳穴：** 将双手拇指指腹放在同侧太阳穴上，其余四指附在头部两侧，适当用力按揉0.5~1分钟。

④ **按揉风池穴：** 将两手拇指分别放在同侧风池穴上，其余四指附在头部两侧，适当用力按揉0.5~1分钟。

⑤ 分推肋下： 将双手四指并拢，分别放于同侧剑突旁，沿季肋分推0.5~1分钟。起调中和胃、理气止痛的作用。

⑥ **按揉膻中穴：** 将左手拇指放在膻中穴，适当用力做顺时针按揉0.5~1分钟，以局部发热为佳。

⑦ **揉按气海穴：** 右手半握拳，拇指伸直，将拇指指腹放在气海穴上，适当用力揉按0.5~1分钟。

⑧ **揉按关元穴：** 右手半握拳，拇指伸直，将拇指指腹放在关元穴上，适当用力揉按0.5~1分钟。

⑨ **掐神门**：将一手拇指指尖，放在对侧的神门穴上，其余四指附在手背部，手指适当用力掐压0.5~1分钟。双手交替进行。

⑩ **按揉劳宫穴**：将一手拇指指腹放在对侧劳宫穴上，其余四指附在手背，适当用力揉0.5~1分钟。双手交替进行。

⑪ **揉按三阴交穴**：左（右）下肢放在对侧膝上，将右（左）手拇指指腹按在三阴交穴上，适当用力揉按0.5~1分钟。双下肢交替进行。

⑫ **按太冲穴**：将一手中指指尖放在对侧太冲穴，适当用力按0.5~1分钟。双脚交替进行。

二、日常调理

目前，治疗本综合征无特效药，但只要掌握了以下五大原则，绝大多数不适都能得到缓解。

1 正确认识经前期综合征的性质，树立战胜种种不适的信心。消除思想顾虑，安定情绪。保持心情愉快，配合心理疏导效果更佳。

2 多参加活动，保持良好的心理状态。经前注意劳逸结合，不要过于劳累。避免精神紧张。

3 在经期要注意寒温适宜，进食低盐饮食，多食蔬菜、豆类等食物，增加饮食中碳水化合物的比例，限制盐和红色肉类（如猪肉、牛肉、羊肉等）的摄入，戒烟戒酒，尽量少喝咖啡。

4 还应定期做妇科检查，必要时配合药物治疗。

第三十一节　围绝经期综合征

围绝经期综合征又称为更年期综合征，是指妇女在绝经期或其后，因为卵巢功能逐渐衰退或丧失，以致雌激素水平下降引起的以自主神经功能紊乱、代谢障碍为主的一系列症候群。围绝经期综合征多发生于45～55岁之间，一般在绝经过渡期月经紊乱时这些症状已经开始出现，可持续至绝经期后2～3年，少数到绝经期5～10年后症状才能减轻或消失。更年期的多数妇女正常月经周期紊乱，经期期限减少，血量趋少，直至完全停止；某些妇女则月经周期延长，流血量多；少数妇女月经突然停止。一些患者还伴有颜面阵发性潮红、出汗、发热感、失眠、心烦、乏力、眩晕、耳鸣、情绪波动大、乳房胀痛、四肢麻木、外阴及阴道有瘙痒感等症状。最常见的症状为潮热、心悸、心慌，也有的表现为焦虑、抑郁、烦躁、易怒、易哭、疲乏等精神、神经症状。

主要病机为：肾虚为主，常见肾阴虚、肾阳虚、肾阴阳俱虚，并可累及心、肝、脾。中医把更年期归属于"脏躁"范畴。治疗应以补脾肾、调冲任为主，兼以疏肝理情志，节嗜欲，适劳逸，慎起居，以配合治疗。而以养心益脾、补肾润燥为主的饮食治疗，不仅有较好的效果，而且可以强壮体质。

一、特效穴位治疗

对于围绝经期综合征的治疗可选用三阴交、命门、肾俞、关元、太溪、百会有较好疗效。

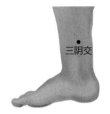

三阴交

三阴交 ▶ 【定　　位】在小腿内侧，内踝尖直上3寸，胫骨后缘。

【功效主治】本穴是肝经、脾经、肾经三条阴经交会之处，属脾经穴位，可以调节足三阴经的气血运行，同时补肝、脾、肾。所以具有健脾利湿、滋阴补肾、活血通络、祛瘀止血等功效，被称为"妇科三阴交"，此穴对于妇科疾病疗效甚好，可治疗围绝经期综合征等。

195

命门 ▶ 【定　　位】在腰部，后正中线上，第2腰椎棘突下凹陷中。

【功效主治】本穴是督脉上的要穴，也是人体的长寿大穴，具有肾阴和肾阳两个方面的作用。经常刺激命门穴可强肾固本，温肾壮阳，强腰膝固肾气，延缓人体衰老。可用于治疗围绝经期综合征。

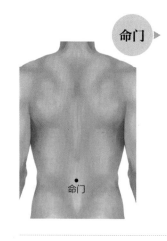

肾俞 ▶ 【定　　位】在腰部，第2腰椎棘突下，后正中线旁开1.5寸处。

【功效主治】本穴属于足太阳膀胱经，是肾经的背俞穴。功专补肾，为滋阴补肾的第一要穴，有益肾滋阴、摄精利水的功能。可治属于肾虚的妇科疾病。太溪穴在足内踝高点与跟腱之间的凹陷中。属肾经原穴，肾俞、太溪两穴合用可补肾气、养肾阴、充经血、益脑髓、强壮腰膝。

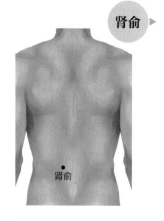

关元 ▶ 【定　　位】在下腹部，前正中线上，脐中下3寸处。

【功效主治】本穴属任脉穴位，又是小肠经的募穴，足太阴脾经、足少阴肾经、足厥阴肝经与任脉的交会穴。该穴位于下腹部，为男子藏精、女子蓄血之处。关元穴具有补肾壮阳、调理冲任、理气和血、强身健体等作用。可用于治疗围绝经期综合征。

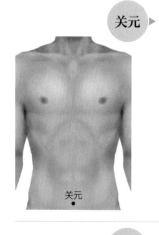

太溪 ▶ 【定　　位】在足内侧，内踝后方，内踝尖与跟腱之间的凹陷处。

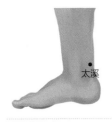

太溪

【功效主治】揉按本穴有滋阴补肾的作用。

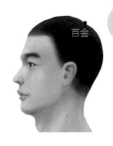

百会

【定　　位】在头顶部，两耳尖直上，头顶正中。

【功效主治】本穴具有升阳固脱，益气固本，调节五脏和六腑经气，畅达气机，增强机体免疫功能，增加大脑血流量，改善脑部血液循环的作用。故百会穴是益气壮阳的首选穴，适用一切虚症，可用于治疗围绝经期综合征。

保健方法：自行按摩上述穴位，每次按顺时针方向和逆时针方向各按摩50圈，每日2~3次，10天为1个疗程。力度适中，以产生胀痛感为宜。大多患者1~2个疗程见效，以后仍按此方法巩固至痊愈。烦躁易怒者加太冲穴，可改善心情压抑，调整郁闷、焦虑等情绪，此穴的位置在大脚趾、二脚趾之间上1寸的骨缝中，按揉时用手指的指端去掐这个穴位，从此穴位置按摩至大脚趾、二脚趾趾缝的行间穴；精神疲乏者加关元穴；心悸失眠者加内关穴；头晕耳鸣者加风池、听会穴；五心烦热者加太溪穴；汗出者加合谷、复溜穴。

围绝经期综合征还可以配合药物调养：

（1）丹参30g，加红糖15g，水煎服，每日2次。

（2）百合60g，加红糖适量，水煎后服用。

（3）手掌大鲜荷叶1片，去芯莲子，去壳芡实各60g，加适量糯米煮粥服食。

二、日常调理

1 > 起居调养法

坚持适宜的运动，适当的身体锻炼，增强身体素质，减慢体力下降，使自己有充沛的精力和体力投入工作和生活中。

的影片，以保持良好、充足的睡眠，但不宜过多卧床休息。身体尚好时应主动从事力所能及的工作和家务，或参加一些有益的文体活动和社会活动，如练气功和打太极拳等，以丰富精神生活，保持和谐的性生活。

2 > 心理调养法

要解除思想负担，保持豁达、乐观的情绪，保持心理平衡，调整好自己的心态，树立与疾病作斗争的信心，消除不应有的恐惧和焦虑。多参加一些娱乐活动，以丰富生活乐趣。

3 > 饮食调养法

由于更年期妇女生理和代谢等方面发生一定变化，胃肠功能吸收减退，应限制糖、热量、动物脂肪、胆固醇和盐的摄入，补充优质蛋白（奶类、鱼类、豆类、瘦肉、香菇、海产品、黑木耳等）、维生素、微量元素、钙和纤维素，以维持人体的正常代谢。不吸烟，不喝酒，多食富含蛋白质的食物。此外，尚可配合食疗方。

（1）黄精30g，山药60g，鸡肉500g，切块同放入碗中，加水适量，隔水炖熟，调味后分2次食用，隔天1剂。或用猪瘦肉200g，切块，百合30g，共煮烂，加盐调味，服食。适用于肾阴虚者（头目眩晕耳鸣，头部脸颊阵发性烘热，汗出，五心烦热，腰膝酸痛，多梦少寐，口干心悸，潮热，甚则血压增高，舌红少苔，脉细数）。

（2）当归30g，羊肉250g，炖熟服食。或用黄芪10g，冬虫夏草10g，虾肉50g，加米少许，煮粥食用。适用于肾阳虚者（月经周期先后不定，量忽多忽少，淋漓不断，或数月不行，头晕，目眩，腰痛，肢寒，口淡，纳少，神疲乏力，浮肿，便溏，夜尿多，舌淡苔薄白，脉沉细无力）。

第三十二节　子宫脱垂

子宫脱垂又名阴挺、阴脱、阴痔、子宫脱出、子宫不收、子肠不收等，是指子宫从正常位置沿阴道下降，子宫颈达坐骨棘水平以下，甚至脱出于阴道口外，临床上以阴道内脱出块物，并伴有下坠感和腰骶部酸痛为其特征。根据脱垂程度可分为三度。Ⅰ度：子宫脱垂无须治疗，注意休息即可恢复。Ⅱ度：指子宫颈已脱出阴道口之外，而子宫体或部分子宫体仍在阴道内，但因包括范围过大，轻者仅宫颈脱出阴道口外，重者可因宫颈延长，以致延长的宫颈及阴道壁全部脱出阴道口外。Ⅲ度：指整个子宫体与宫颈以及全部阴道前壁及部分阴道后壁均翻脱出阴道口外。临床以二、三度脱垂比较多见，表现为子宫脱垂，可反复发作，或伴有小腹、阴道、会阴部下坠感，腰腿酸软，小便次数增多，阴道局部糜烂，分泌物增多等。发病年龄在40～70岁之间，农村妇女发病率较高。

本病多因产后或产育过多，耗损肾气，胞脉松弛；或因脾胃虚弱，中气下陷；或肝经湿热下注等因所致。在过劳、剧咳、排便用力太过等情况下，常可引起反复发作。

一、特效穴位治疗

临床选穴，常取百会、气海、五枢、维道、三阴交等穴治疗。

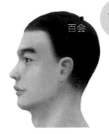

百会 ▶【定　　位】在头顶部，两耳尖直上，头顶正中。
【功效主治】本穴位于督脉上，有升阳举陷、固摄胞宫的功效，治疗子宫脱垂有良好的疗效。

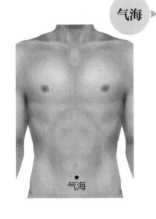

气海 ▶【定　　位】在下腹部，前正中线上，脐中下1.5寸。
【功效主治】本穴是人体强身保健要穴。前人有"气海一穴暖全身"之誉称，可调整全身虚弱状态，增加免疫及促防卫功能，有补气益元、调经固精功能。可用于下焦气虚，有补气强身的作用，可用于固摄子宫脱垂。本穴用拇指端按揉1～3分钟。可灸。

五枢 ▶ 【定　位】在侧腹部，髂前上棘的前方，横平脐下3寸处。

【功效主治】本穴属足少阳胆经穴位，能维系胞宫，治疗子宫脱垂。

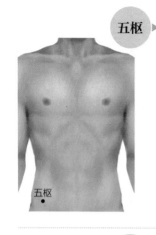

维道 ▶ 【定　位】在五枢穴（在侧腹部，髂前上棘的前下方，横平脐下3寸处）前下0.5寸处。

【功效主治】本穴有调经固带、利水止痛、维系胞宫的作用。

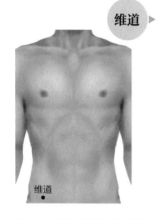

三阴交 ▶ 【定　位】在小腿内侧，内踝尖直上3寸，胫骨后缘。

【功效主治】本穴属足太阴脾经穴位，能健补脾肾、固托子宫、调理肝脾肾、维系胞脉，可以治疗子宫脱垂。

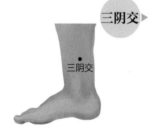

保健方法：以上各穴均可自行按摩，操作时，可按从上到下的顺序用大拇指依次按揉，每穴按揉3～5分钟，按揉时局部有酸胀或酸麻感效果更佳。如兼见少气懒言、面色㿠白、少腹空坠等症属气虚，宜补气升阳，加关元、培元补肾、益气养血；脾虚加足三里、脾俞，健补脾胃；如子宫脱垂因摩擦损伤或邪毒感染，局部有红肿溃烂、黄水淋漓、阴门肿痛、小便赤数等症，宜清热利

湿，加阴陵泉清利湿热；兼见头晕耳鸣、腰膝腿软等症属肾虚，治宜补肾益气，加肾俞、太溪滋阴补肾。

百会穴还可用艾条作雀啄法薰灸15～20分钟。五枢、维道、关元、气海可用艾条灸15分钟，以局部出现潮红为度，还可采用单纯拔罐法，或闪罐15～20下；每日或隔日治疗1次，5次为1疗程。若能配用补中益气汤加枳壳，水煎内服，效果更佳。

二、日常调理

子宫脱垂病的日常调理应注意以下几点：

1 避免过劳：在治疗期间，要尽可能卧床休息，避免重体力劳动。

2 调理起居饮食：防风寒，忌食辛辣燥烈之物，注意小腹保暖、节房事，有利于巩固疗效。

第三十三节　乳腺增生

乳腺增生是女性最常见的乳房疾病，是指乳腺上皮和纤维组织增生，乳腺组织导管和乳小叶在结构上的退行性病变及进行性结缔组织的生长，其发病率占乳腺疾病的首位。乳腺增生疾病的症状主要以乳房周期性疼痛为特征。起初为游漫性胀痛，触痛为乳房外上侧及中上部较为明显，每月月经前疼痛加剧，行经后疼痛减退或消失。严重者经前经后均呈持续性疼痛。有时疼痛向腋部、肩背部、上肢等处放射。近些年来该病发病率呈逐年上升的趋势，年龄也越来越低龄化。据调查有70%～80%的女性都有不同程度的乳腺增生，多见于25～45岁的女性。

乳腺增生病属中医的"乳癖"范畴，本病多因情怀不畅，肝气不得正常疏泄而气滞血瘀、痰凝所致。西医学认为婚育、膳食、人生存的外环境和遗传因素等导致内分泌激素失调是乳腺发病的主要原因。

一、特效穴位治疗

临床选穴，常取乳根、膻中、屋翳、太冲、行间、期门等穴治疗。

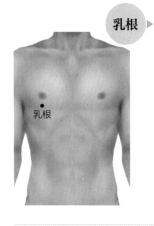

乳根 ▶ 【定　　位】在胸部，乳头直下，乳房根部，第5肋间隙，距前正中线4寸。

【功效主治】本穴属足阳明胃经穴位，具有通乳化瘀、宣肺利气的作用，是治疗乳证的局部要穴，可消除气血的瘀阻。

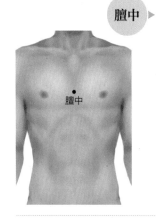

膻中 ▶ 【定　　位】在胸部，前正中线上，平第4肋间隙，位于两乳头连线的中点。

【功效主治】本穴是宗气会聚之处，按之补养气血、疏肝解郁，可以解除乳房胀痛，防治乳腺增生。

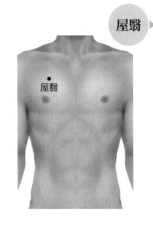

屋翳 ▶ 【定　　位】在胸部，第2肋间隙，距前正中线4寸。

【功效主治】本穴属足阳明胃经穴位，能散化胸部之热，为胸部提供阳热之气，宣畅乳部经气，散结化滞，可明显抑制雌激素注射引起的乳腺增生，是治疗乳腺增生的关键穴位。

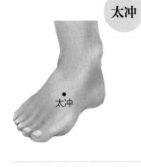

太冲 ▶ 【定　位】在足背，第1、2跖骨结合部之前的凹陷中。

【功效主治】本穴属足厥阴肝经穴位，是肝经的原穴（输穴）。具有平肝息风、健脾化湿的功能。保健此穴有疏肝理气、镇惊息风、通络活血之效。对肝郁气滞引起的乳腺增生有很好的疗效。

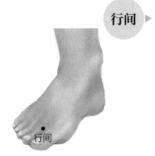

行间 ▶ 【定　位】在足背，第1、2趾间趾蹼缘的尽头。

【功效主治】本穴属足厥阴肝经穴位，是清肝、泻肝要穴，对辨证属于肝气郁结或气滞血瘀的乳腺增生有效。

期门 ▶ 【定　位】在胸部，乳头直下，第6肋间隙，前正中线旁开4寸。

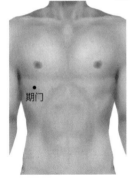

【功效主治】本穴为足厥阴肝经腧穴，乃肝的募穴，又是肝经、脾经、阴维脉的交会穴。具有疏泄肝胆、调和表里、清热散邪、疏肝理气、活血化瘀、消痞散结的功效。用于治疗肝气郁滞的胸胁支满、胁肋胀痛、肝脾肿大、呕吐、呃逆、食欲不振、腹胀腹痛、乳痈等。本穴与太冲合用能疏肝理气、化滞散结，治疗乳腺增生。

　　保健方法：①用中指指腹由内向外按揉各肋间隙，重点在乳根、屋翳、期门等穴位。②坚持揉按膻中穴，它是宗气会聚之处，吸入的空气和经由脾、胃消化吸收而来的水、食物、精气结合为宗气，会聚于胸中，长期按摩能推动呼吸器官，促进呼吸和贯通心脉以起到血液循环的作用。经前期7天这段时间，每天用手指按压两侧行间穴2分钟，或从行间向太冲按2分钟，睡前按膻中2分

203

钟，月经来后停止，下一周期时再重复操作。

肝气郁结配肝俞、膈俞（均双侧）；肝火上炎配阳陵泉；肝肾阴虚配肝俞、肾俞、太溪（均双侧）；气血亏虚配脾俞、肾俞、足三里（均双侧）；月经不调配三阴交、合谷。用拇指或食指尖点按30～50次，或揉30～50次。

艾灸疗法治乳腺增生病亦有良效。艾灸取穴以肿块四周及中央为5个主要灸点，配穴选阳陵泉、足三里、肝俞、太冲。艾炷灸3～5壮；艾条灸10～20分钟。

乳腺增生和结块中医诊断为气滞血瘀，遣方用药的原则多是活血化瘀、疏肝理气，常用药物为逍遥丸、舒肝止痛丸、乳核散结片等。

二、日常调理

乳腺增生病的日常调理应注意以下几点：

1 合理膳食：遵循"低脂高纤"饮食原则，多吃全麦食品、豆类和蔬菜，增加人体代谢途径，减少乳腺受到的不良刺激。控制动物蛋白摄入，注意补充维生素、矿物质。

2 注意调整情绪：保持心情愉快，平和心态，避免过度的精神压力，精神的疏解至关重要，否则难除病根。

3 睡觉规律：睡眠不仅有利于平衡内分泌，更给体内各种激素提供了均衡发挥健康功效的良好环境。

4 和谐性生活：和谐的性生活首先能调节内分泌，刺激孕激素分泌，从而增加对乳腺的保护力度和修复力度。

5 良好习惯：不嗜烟酒、适当运动、注意防止乳房外伤、常做乳房保健按摩等。

第三十四节　妊娠呕吐

妊娠呕吐，是指妊娠后出现恶心、呕吐、头晕厌食，甚或食入即吐、不能进食和饮水者。若仅见恶心嗜酸、择食，或晨间偶有呕吐痰涎，为妊娠早期的正常反应，一般12周后即可逐渐消失。

本病的病因病机为脾胃虚弱，肝胃不和，冲气上逆，胃失和降所致。

一、特效穴位治疗

对于妊娠呕吐的治疗可选中脘、内关、足三里、公孙、太冲、膈俞、肾俞等穴。

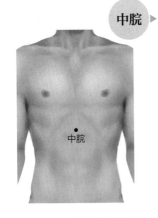

中脘 ▶ 【定　　位】在上腹部，前正中线上，脐中上4寸处，即胸骨下端至肚脐连线之中点。

【功效主治】本穴位于任脉上，是胃的募穴，足阳明胃经与任脉的交会穴，有调理胃气、健脾和胃的作用，穴道指压法有和胃、宽中、消食的功效。能治疗妊娠脾胃虚弱，肝胃不和，冲气上逆的恶心、呕吐、头晕厌食，甚或食入即吐的症状。

内关 ▶ 【定　　位】在前臂正中，腕横纹上2寸，掌长肌腱与桡侧腕屈肌腱之间。

【功效主治】本穴位于手厥阴心包经上，有益心安神、镇静宁神、疏通心脉、理气止痛、和中止呕之效。可抑制胃酸分泌，调整肠道运动，解除胃肠痉挛，起到和胃降逆的作用，对妊娠呕吐有效。

足三里 ▶ 【定　　位】在小腿外侧，犊鼻下3寸，距离胫骨前缘一横指。

【功效主治】本穴位于足阳明胃经上，是治疗脾胃病的主穴，又是胃经之下合穴，既能健脾和胃、生化气血，又能平肝和胃、理气降逆，故可治冲气上逆、胃失和降的妊娠呕吐。

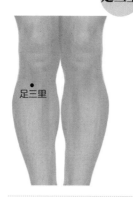

公孙 ▶ 【定　　位】在足部，第1跖骨基底的前下缘，赤白肉际处。

【功效主治】本穴属足太阴脾经穴位，为足太阴之络穴，联络于胃，也是八脉交会穴之一，通冲脉。与内关合用为八脉交会配穴法，既能健脾化湿、和胃降浊，又能调理冲任、平降冲逆，可治妊娠呕吐。

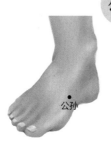

太冲 ▶ 【定　　位】在足背，第1、2跖骨结合部之前的凹陷中。

【功效主治】本穴是足厥阴肝经的原穴，可平肝降逆止呕。

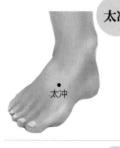

膈俞 ▶ 【定　　位】在背部，第7胸椎棘突下，后正中线旁开1.5寸处。

【功效主治】本穴为八会穴之一，血会膈俞，具有调脾胃，补血、养血，降逆平喘的功能。膈俞还有明显的降气逆作用，有宽胸膈、清血热的作用，可治妊娠呕吐。

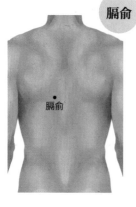

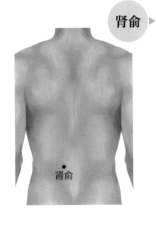

肾俞 ▶ 【定　位】在腰部，第2腰椎棘突下，后正中线旁开1.5寸处。

【功效主治】本穴可补肾安胎，治疗妊娠呕吐。

肾俞

保健方法：先灸中脘、内关、公孙、足三里穴每日1次，每次30分钟。中脘为胃的募穴，足三里为胃的合穴，两穴相配，具有和胃降逆的作用。内关、公孙为八脉交会穴之对穴，两穴相配具有调和冲任、调理气机的作用。然后点按内关、膈俞、肾俞、足三里、太冲穴，先补内关穴，继以背部循压法，再点膈俞穴，抑制胃气上逆。补肾俞穴，能安静胎气。补足三里穴，引胃气下降。泻太冲穴，有止呕作用。每穴平揉、压放各100次。还可以直接用三棱针点刺金津、玉液穴，治疗妊娠恶阻。

恶阻的治疗常用方为化橘14g、竹茹12g、党参6g、甘草4g、姜半夏10g、白术10g、茯苓15g、陈皮10g、生姜4片、大枣10g以调气和中、降逆止呕，服药方法以少量多次呷服为宜，无须辨证，疗效很好。

对于较严重的妊娠呕吐，可试用一下验方食疗。方一：鲤鱼250g，去肚杂，取砂仁6g，捣碎，生姜15g切片，共入鱼腹内炖熟食用。方二：糯米250g，加生姜汁3匙，同炒，至糯米爆破为止，然后研末，每次1至2汤匙，用开水调服，一日3次。

二、日常调理

1 消除精神紧张情绪

一般地讲，大多数妇女怀孕后，或轻或重地都会发生恶心、呕吐、嗜睡、乏力等早孕反应，一般在12周会自然消失。因此孕妇应正确对待妊娠和分娩，保持心情舒畅、精

207

神愉快，消除不必要的顾虑。

2 注意休息，加强营养

对一般的恶心、呕吐等早孕反应，应注意休息，饮食上多吃些清淡可口、易消化的饭菜，不要吃油腻的食物，或进食自己想吃的、不易呕吐的食物，并可口服适量维生素B$_1$、维生素B$_6$、维生素C。每次不要吃得太饱，可少吃多餐，同时多吃蔬菜、水果以补充维生素和矿物质。

3 全面检查

轻症妊娠呕吐对孕妇和胎儿影响不大，而重症者，由于进食少甚至完全不能进食，则可发生营养不良，维生素和矿物质缺乏，对孕妇和胎儿均可造成不良影响。对反复呕吐、不能进食等重症情况，应去医院做全面检查，必要时住院治疗，以防止发生意外情况。

第三十五节　产后缺乳

产后缺乳是指产后乳汁甚少，甚则点滴全无的一种病症。中医称为"缺乳""乳汁不足""乳汁不行"，是产后常见病。随着社会经济的发展，部分妇女不愿哺乳而用人工喂养。这种做法不利于婴儿的发育和健康，也容易导致母亲内分泌功能的失调。母乳中含有丰富的营养成分和抗体，能满足婴儿的身体发育和抗病能力，而且有新鲜、清洁、温度适宜、经济、方便、能随时哺乳的优点，因此，应提倡母乳喂养。

西医学认为，产后缺乳主要是营养不良和内分泌功能不协调所致。中医学认为本病的病因病机多因身体虚弱，气血生化之源不足，无乳可下；亦可因肝郁气滞，乳汁运行受阻，乳不得下。故可分为气血虚弱型及肝郁气滞型。

一、特效穴位治疗

对于产后缺乳的治疗可选乳根、膻中、少泽等穴。

乳根 ▶ 【定　　位】在胸部，乳头直下，乳房根部，第5肋间隙，距前正中线4寸。

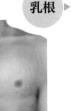
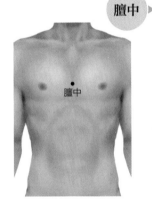

【功效主治】本穴属多气多血之足阳明胃经穴位，有通乳化瘀、宣肺利气的作用，既能补益气血、化生乳汁，又能行气活血、通畅乳络，用于治疗产后乳少。灸法：艾炷灸5~7壮，艾条灸10~20分钟。

膻中 ▶ 【定　　位】在胸部，前正中线上，平第4肋间隙，位于两乳头之间连线的中点。

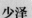

【功效主治】本穴属任脉穴位，又是气的会穴，能募集心包经气血，益气养血生乳，又能理气开郁通乳，有利气、宽胸、催乳的作用。

少泽 ▶ 【定　　位】位于小指末节尺侧，距指甲根角0.1寸处。

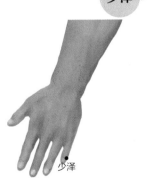

【功效主治】本穴为手太阳经井穴，具有清热、利咽、通乳的作用，能疏泄肝木之郁，善通乳络，为生乳、通乳的经验效穴，是治疗产后缺乳的要穴。

保健方法：以两手手掌自行在乳房周围轻轻摩揉1～3分钟，再以五指指腹轻轻抓揉乳房10～20次，然后以手掌托住乳房轻轻抖动1～3分钟。以食、中指指腹按揉乳根穴1分钟。以单侧手掌在脘腹部位揉摩2分钟。以食指指腹按揉膻中1分钟，再以拇、食指捏按少泽穴1分钟。气血不足者，加按脾俞（在背部，第11胸椎棘突下，旁开1.5寸），足三里（犊鼻下3寸，胫骨外侧约一横指处），健脾胃以生化气血。肝气郁结，加肝俞（在背部，第9胸椎棘突下，旁开1.5寸）以疏肝调血。以上诸穴可疏肝解郁，补气调血，共奏通乳催乳之效。

产后缺乳还可用王不留行6g，穿山甲6g，通草250g，猪蹄2个，加少许葱姜盐，文火炖4小时服。另外，可试用饮食疗法，赤小豆250g，煮服或黑芝麻20g，炒焦研末，加猪蹄汤冲服。

采用外治法治疗为用热水或葱汤熏洗乳房。或鲜蓖麻叶20g，水400ml，煎汤150ml，趁热用布浸湿后敷乳。或将木梳烤热，平放乳房，上下左右轻轻揉按，反复数次。

二、日常调理

1　**保持心情舒畅**　精神过度紧张、忧虑、悲伤、愤怒或惊恐，都会影响乳汁的分泌。所以，平时产妇遇事切莫烦躁，只有保持心情舒畅，才能保证乳汁的正常分泌。

2　**注意饮食营养**　多吃营养丰富和易于消化的食物，多喝汤水，如猪蹄汤、鸡汤、海参母鸡汤、鲫鱼汤等，使体内能得到更多的蛋白质、脂肪、水分和钙质。哺乳期间，最好少吃辛辣刺激性的食物。

3　**学会科学喂奶**　一是分娩后要尽早哺乳，早哺乳能够让婴儿获得初乳，并刺激母亲产乳；二是增加哺乳次数，至少2～3小时1次，哺乳越勤，乳房越能分泌更多的乳汁。

第三十六节　小儿遗尿

　　遗尿症亦称遗尿、尿床，是指3岁以上的小儿，由于经脉未盛，气血未充，脏腑未坚，智力未全，尚未养成正常的排尿习惯。主要表现为夜间睡眠时不自主地尿湿床铺，少数患儿白天清醒时也可发生遗尿。本病虽无严重后果，但习惯性遗尿会使孩子虚弱，影响身体健康和智力发育，经常尿床还会给家庭带来烦恼，故应及早治疗。

　　中医学认为小儿遗尿的病因是由于肾气不足、脾肺气虚、下元虚寒、肝经湿热，致三焦气化失常、膀胱失约。遗尿的病位主要在肾与膀胱，同时涉及肺、脾、肝，其病机以肾气不足、膀胱失约为主。

一、特效穴位治疗

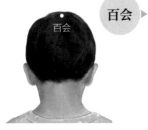

百会 ▶ 【定　　位】在头顶部，两耳尖直上，头顶正中。

【功效主治】本穴是督脉穴，为手、足三阳经，督脉，足厥阴肝经交会穴，百病皆治。有安神镇惊、升阳举陷的作用。常用于治疗脾肺气虚的遗尿。

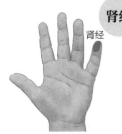

肾经 ▶ 【定　　位】在小指末节罗纹面。

【功效主治】本穴具有补肾益脑、温养下元的作用。常用于治疗先天不足、久病体虚、肾虚久泻、遗尿等。此穴多与肾俞合用，治疗肾气不足、膀胱失约的遗尿。

小肠经 ▶ 【定　　位】在小指尺侧边缘，自指尖到指根成一直线。

【功效主治】本穴具有温补下焦的作用。常用于治

211

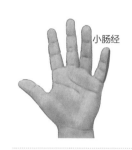

小肠经

疗下焦虚寒、多尿、遗尿等。

丹田 ▶ 【定　　位】在小腹部，脐下2寸与3寸之间。
【功效主治】本穴具有培肾固本、温补下元、分清别浊的功效。常用于治疗小儿先天不足、疝气、遗尿、脱肛等。

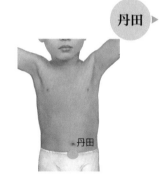

丹田

三阴交 ▶ 【定　　位】　在小腿内侧，内踝尖直上3寸，胫骨后缘。
【功效主治】本穴属足太阴脾经之穴，可培补气血，调肝脾肾三经，为足三阴经之交会穴。有通血脉、活经络、疏下焦、利湿热、通调水道之功效，亦能健脾胃、助运化。主要用于治疗泌尿系统疾病，多与揉丹田配合疏调肝、脾、肾而止遗尿。

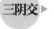

三阴交 ●

保健方法：常用推、按、揉、摩、捏等手法。操作时，用拇指端按揉百会穴30～50次。再推肾经穴，从患儿指根推向指尖，100～500次。推小肠穴，自指尖推向指根100～500次。患儿取仰卧位，用一手中指指端轻揉其丹田100～300次，再用掌揉法分别按揉其脐和小腹部各100～300次，最后用拇指指端罗纹面分别按揉其双侧三阴交穴各100～300次；患儿改取俯卧位，用一手中指指端依次轻揉其肝俞、肾俞、命门等穴各100～300次，再捏5～7次，揉尾椎骨端100～300次，继以2～5指掌面横擦其腰骶部约1分钟，以有温热为度。如此坚持每天早晚各施术1次，一般均能取得满意的疗效。

小儿遗尿还可用以下方法治疗：

1 乌药、益智仁各等量。共研成细末，用山药粉和为丸。每日12～18g，分2次服。

2 大甘草头适量。水煎，睡前服。

3 生鸡内金（不落水）1具，生鸡肠1条，生猪小肚（尿泡）1个。各放瓦片上用火炙焦，研成细末。每次3g，每日2次，用黄酒送服。男用雌鸡，女用雄鸡。

4 五倍子、何首乌各3g，研末，醋调、敷脐，每晚1次，连服3～5天。

5 黑胡椒粉适量，伤湿膏1张。以黑胡椒粉填脐，伤湿膏贴盖，每晚1次。7次为1疗程，一般用药1～3个疗程可愈。

6 白芍10g，白术12g，白及10g，白矾3g。研细末，用葱汁调成糊膏状。外敷贴于双足心涌泉穴和脐下3寸关元穴。

二、日常调理

1 父母应加强对患儿的呵护，加强营养，不能责骂患儿，防止产生心理障碍。孩子上床睡觉后让他闭上眼睛，想象夜里一有尿意就要自己起床小便，一直想到睡着为止。这样，孩子往往在夜里有尿意时会自觉地醒来小便。坚持进行排尿训练，定时唤醒患儿，以避免其在熟睡中排尿。

2 合理安排作息时间，晚饭少喝汤水等。遗尿的孩子应从下午4点以后就不再吃流质饮食，菜里面少放些盐，让孩子少喝水。临睡前尽可能排空膀胱内的尿液。

3 加强锻炼，增强体质。

第三十七节 小儿多动症

小儿多动症是一种较常见的儿童行为障碍综合征，又称"轻微脑功能障碍综合征""儿童多动综合征"。本病以多动、注意力难以集中、情绪不稳及易于冲动为特征，并有不同程度学习困难，但患儿智力正常或基本正常。本病男孩多于女孩，多见于学龄期儿童。发病与遗传、环境、产伤等有一定关系。本病绝大多数患儿到青春期逐渐好转而痊愈。

小儿多动症的病因大多缘于先天因素。本证的发生与"肾虚""肝余"的先天因素有关。因肾属水，肝属木，如肾虚（肾阴不足），水不涵木，则可导致木气有余，疏泄太过而发生表现以肝为主的病证。本病的病机主要为阴阳平衡失调。人的精神情志活动，必须依赖人体阴阳平衡才能保持正常；而人的正常行为也需阴平阳秘才能维持，若阴静不足，阳动有余，动静失制则可导致本病发生。心藏神、肝藏魂、脾藏意、肾藏志，在本病发病中，这四个脏腑功能失调，则是直接形成阴阳失衡，发为多动的原因。心气不足，心失所养则可昏愦不敏；肾阴不足，水不涵木，肝阳上亢，则可有注意力不集中，好动不静；脾虚失养则静谧不足，兴趣多变，心思不定；肾精不足，脑髓不充则神志不聪而善忘。

一、特效穴位治疗

对于小儿多动症的治疗可选内关、太冲、大椎、肾俞等穴。

内关 ▶ 【定　　位】在前臂正中，腕横纹上2寸，掌长肌腱与桡侧腕屈肌腱之间。

【功效主治】本穴为人体手厥阴心包经上的重要穴位之一，能够宁心安神、理气止痛，是多种疾病按摩治疗时的首选穴，对小儿多动症之心脾两虚、心脾失养导致的心神不宁有安定作用。

内关

太冲 ▶【定　　位】在足背，第1、2跖骨结合部之前的凹陷中。

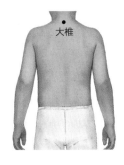

【功效主治】本穴属足厥阴肝经，是肝经的原穴，具有平肝息风、健脾化湿、通经活络之功效。能平抑上亢的肝阳，对注意力不集中、兴趣多变、好动有效。

大椎 ▶【定　　位】在第7颈椎棘突下凹陷中，后正中线上。

【功效主治】本穴为督脉穴，有益气壮阳、散风清热、宁心止痛的功效，对幼儿体质虚弱者有强壮作用，并能安神定志，改善多动、注意力难以集中、情绪不稳等症状。

肾俞 ▶【定　　位】在腰部，第2腰椎棘突下，后正中线旁开1.5寸。

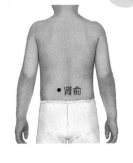

【功效主治】本穴有补肾益精、壮腰利湿的作用，是肾的保健要穴，对肾精不足、阴阳失调、髓脉失养、虚风内动的小儿多动症有益精填髓、协调阴阳的作用。

保健方法：以上各穴均可自行按摩，操作时，可按从上到下的顺序用大拇指依次按揉，每穴按揉3～5分钟，按揉时局部有酸胀或酸麻感效果更佳。

另外根据患者的不同症状，可加用相应穴位，以增加疗效。有注意力不集中者配百会、四神聪、大陵，安神定志、健脑益智；活动过多者配安神、安眠、心俞，益养心脾。还可用梅花针叩刺背部夹脊、膀胱经、督脉穴，以叩至

215

皮肤潮红为度。隔天治疗1次，10次为1个疗程，一般治疗1～2疗程。

还可用耳针疗法为取心、肾、神门、交感、脑点，用王不留行籽压穴，用胶布贴在耳穴上固定，每日按压刺激2～3次，每次1分钟左右。

二、日常调理

1 建立有规律的生活，培养良好的生活习惯。

2 树立患儿治疗信心，加强自控能力。对患儿学习进行耐心训练与帮助，不责骂与体罚，有了进步应予鼓励，这是纠正儿童偏常行为，培养他的良好行为习惯，增进学习能力和社会适应能力的主要方法。在训练的过程中，家长要有正确的态度，儿童多动症是病态，不应歧视和打骂，以免加重精神创伤。

3 在饮食方面，宜多吃健脾补肾的平性食物，吃海带、金针菜、胡萝卜等对铅有排泄作用的食物，还可补充维生素、矿物质、蛋白质，常吃新鲜水果及蔬菜，避免食用有兴奋性和刺激性的饮料和食物。在孩子的食物中应尽量避免加入人工色素调味品、防腐剂和水杨酸酯等。

第三十八节　小儿厌食

厌食是指小儿较长时期见食不贪，食欲不振，甚则拒食，经久如此，而无外感、内伤疾病的一种常见病症。近年来，此病日渐增多，尤以城市小儿更为常见，独生子女的发病率较高，1～6岁儿童尤为多见。

中医学认为小儿脾胃功能薄弱，过食生冷、肥腻的食物，或者进食不定时，饥饱无度等原因，都可以损伤脾胃，导致厌食症。另外，有些小儿先天禀赋不足，脾胃虚弱，或者疾病迁延，损伤了脾胃功能，使消化、吸收功能低下，也可导致厌食。常见症状为不思纳食，或食而无味，拒进饮食，可见面色少光泽，形体消瘦或略瘦，一般精神状态正常，大小便也基本正常。

一、特效穴位治疗

对于小儿厌食的治疗可选中脘、天枢、足三里、华佗夹脊、四缝等穴。

中脘 　【定　　位】在上腹部，前正中线上，脐中上4寸处，即胸骨下端至肚脐连线之中点。

【功效主治】本穴有和胃、宽中、消食的功效，主治泄泻、呕吐、腹痛、腹胀、食欲不振等症。可用于治疗小儿厌食症。

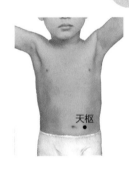

天枢 　【定　　位】在肚脐左右两拇指宽处，即肚脐旁2寸处。

【功效主治】本穴属胃经穴位，又为大肠募穴，位于脐旁，内应肠腑，故取之可调理胃肠，是治疗胃肠病的主要穴位之一。有疏调大肠、扶土化湿、和营调经、理气消滞的功效。治疗小儿厌食有良效。

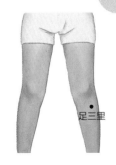

足三里 　【定　　位】在小腿外侧，犊鼻下3寸，距离胫骨前缘一横指。

【功效主治】本穴位于足阳明胃经上，是治疗脾胃病的主穴，有健脾补胃、调和肠胃、升降气机、补虚扶正、泄热宁神、疏通经络等功能。对消化系统有广泛的良性调整作用，对于病在脾胃或胃肠均有满意疗效，故能治疗小儿脾胃虚弱而表现为食欲不振的厌食症。

217

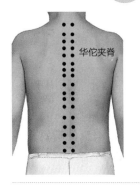

华佗夹脊

【定　　位】在背腰部，第1胸椎至第5腰椎棘突下两侧，后正中线旁开0.5寸，一侧17个穴位。

【功效主治】本穴能调节脏腑功能，助胃纳和脾的运化，改善小儿不思纳食，或食而无味，拒进饮食，可见面色少光泽、形体消瘦或略瘦等症状。

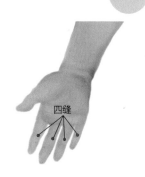

四缝

【定　　位】除大拇指外的双手手指掌面，第1节与第2节横纹中央。

【功效主治】本穴有消食导滞、祛痰化积的作用。用三棱针深刺，挤出黄白色黏液即可。针刺后有调理三焦脾胃、理脾生精、消食化积的功效。

保健方法：先用指端或掌根点揉中脘、天枢、足三里穴各1分钟，用掌心或四指顺、逆时针摩脘腹3分钟。然后用捏脊法，让患儿裸背俯卧，操作者两手握拳，两食指抵于脊背上，两拳眼向前，与背垂直，再以两手拇指向食指前方合力将皮肤提起，然后做食指向前推、拇指向后拉的翻卷前进动作，自尾骶部起沿脊椎两旁向上推捏至第7颈椎两旁为一遍，捏至第3遍时每捏2、3下将皮肤向上提捏1、2下，连续5遍为1次。每日1次。通过对督脉和膀胱经的捏拿运动，达到调整阴阳、疏通经络、调和气血、恢复脾胃功能的目的。捏脊能改善大脑皮层自主神经活动功能，增加小肠吸收功能，使食欲好转，脾胃功能加强。接着将四缝穴皮肤局部消毒后，用三棱针或粗毫针针刺，刺后挤出黄白色黏液，每日1次，直到针刺后不再有黄白色液体为止。一般针刺3～4次即可。四缝穴是经外奇穴，位置在食指、中指、无名指及小指中节，是手三阴经经过之处，针刺四缝穴能促进胃的受纳、通畅百脉、调理脾胃。据报道，针刺四缝穴，可使血清钙、磷乘积增加，碱性磷酸酶活性降低，有助于患儿骨骼发育与成长，且可使小肠中胰蛋白酶、胰淀粉酶和胰脂肪酶含量增加，使消化能力增强，所以针刺四缝穴是治疗厌食症的好措施。

随证加减：（1）脾失健运型可见症状为面色少华，不思饮食，或食而无味，拒进饮食，多食或迫食后有恶心、呕吐，脘腹作胀，形体偏瘦，精神状态一般无特殊异常，大小便基本正常，舌苔白或薄腻。常用手法加按揉脾俞、胃俞穴各1分钟，以和胃健脾、补中益气。（2）胃阴不足型可见症状为口干多饮，不喜进食，皮肤干燥，缺乏润泽，大便多干结，舌苔多见光剥，也有光红少津者，舌质红。常用手法加揉按肾俞、胃俞穴1分钟，以益气养阴。

二、日常调理

1 > 调节饮食　中医学认为引起厌食的原因是脾运失职，所以饮食上宜食用具有调和脾胃、恢复运化功能的食物为主。

2 > 培养正确的进食习惯　定时定量，纠正偏食、挑食、零食的不良习惯。饭前不要食用高糖、高热量或不易消化的食物。进食前半小时不让孩子做剧烈活动或听紧张的故事，让孩子集中精神进食。创造良好的进食环境，利用食物的色香来激发食欲，对年幼儿童，可在大人协助下尽量让孩子自己进食，增强进食兴趣，促进食欲。还可安排孩子与年龄相仿的小朋友共同进食，并在进餐时给予适当的鼓励和表扬。不要溺爱或责骂孩子以强迫进食，影响情绪，反致厌食，当孩子不愿进食时，家长不必强迫进食，等孩子饥饿而有食欲时再进食。家长宜科学添加辅食，不宜片面给予高营养滋补饮食。

3 > 避免精神刺激，生活有序，起居有常。

4 > 如果是疾病后出现厌食，要到医院就诊，查明原因作针对性治疗，排除器质性病变，才能确诊为厌食症。缺锌能导致味觉减退，食欲降低，形成厌食、偏食，所以适量的补锌可以改善小儿厌食症状。

索引